RECHERCHES HISTORIQUES ET STATISTIQUES

SUR

L'HYGIÈNE DE LA VILLE DE TOURS

ET SUR

LE MOUVEMENT DE SA POPULATION

Par Alf. GIRAUDET

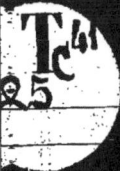

Tours 10 Xbre 1853

Monsieur

J'ai l'honneur de vous adresser mes recherches historiques et statistiques sur l'hygiène de Tours et le mouv.t de sa pop.on depuis 1632 jusqu'à l'époque actuelle.

Soyez assez bon d'accueillir ce travail avec quelque indulgence, ce sera pour l'auteur, une compensation bien douce des difficultés qu'il a eu à vaincre pour arriver au but qu'il s'était proposé.

Recevez, Monsieur, l'assurance de la considération très distinguée et du profond respect

de Votre t. h. s

D.r Giraud

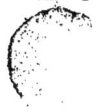

Monsieur

J. Taschereau

Paris.

RECHERCHES HISTORIQUES ET STATISTIQUES

SUR

L'HYGIÈNE DE LA VILLE DE TOURS

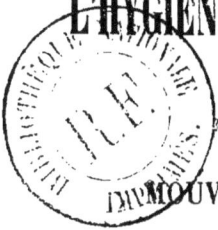

ET SUR LE

MOUVEMENT DE SA POPULATION,

DEPUIS 1632 JUSQU'A L'ÉPOQUE ACTUELLE.

Par Alex. GIRAUDET,

Docteur en médecine, Lauréat de l'Institut, Membre du Conseil d'hygiène
et de salubrité du département d'Indre-et-Loire, etc.

Errata.

—

Page 74, ligne 3, *au lieu de* deux, *lisez* : trois.

    id.   ligne 7, *au lieu de* 1826, *lisez* : 1790.

    id.   ligne 9, *au lieu de* 1827 à 1846, *lisez :* de 1793 à 1827. Dans la troisième, ceux de 1827 à 1846 inclusivement.

Page 102, ligne 10, *au lieu de* plus considérable, *lisez :* moins considérable.

Page 109, ligne 29, *au lieu de* 1179, *lisez :* 1793.

AVANT-PROPOS.

Ce travail est divisé en deux parties :

La première partie comprend : 1° la position relative et directe de la ville ; sa figure, son étendue ; 2° la nature du sol sur lequel elle est assise, celle de ses eaux ; 3° la climatologie ; 4° l'examen des causes qui peuvent avoir une influence sur l'hygiène et la salubrité publique ; 6° la nourriture des habitants.

La seconde partie est relative au mouvement général de la population, depuis 1632 jusqu'à nos jours;

Elle formera trois sections :

Dans la première, je ferai connaître tous les faits relatifs au mouvement de la population, de 1632 à 1790;

Dans la seconde, ceux qui se sont passés de 1790 à 1827;

La troisième donnera les résultats obtenus pour les vingt années écoulées de 1827 à 1847.

Je ne puis terminer cet Avant-Propos sans remercier Messieurs les employés de l'état-civil, de la bonté avec laquelle ils ont mis à ma disposition les nombreux registres comprenant les mouvements de population de la ville, à diverses époques.

J'ai aussi beaucoup de remercîments à adresser à M. Grey, chef du bureau du recensement, et à M. Grand-Maison, archiviste du département, pour leur bienveillant empressement à me communiquer les documents dont j'ai besoin. J'éprouve d'autant plus de plaisir à acquitter cette dette de la reconnaissance, que les matériaux qu'il m'a été permis de recueillir auprès de ces Messieurs, sont les seuls qui ont servi de base à mon travail. En effet, il n'a été publié, jusqu'à ce jour, aucun relevé, aucun exposé statistique de la population de Tours, rien qui puisse faire connaître son mouvement annuel et successif, ses lois de mortalité et de survivance, la durée de la vie moyenne et de la vie probable, etc. etc.

Tours, le 1ᵉʳ février 1855.

TABLE DES MATIÈRES.

PREMIÈRE PARTIE.

HYGIÈNE.

DEUXIÈME PARTIE.

STATISTIQUE.

Section première.

Mouvement général de la population de Tours, de 1631 à 1847.

Section deuxième.

Des naissances, des mariages et des décès de la population de Tours, de 1793 à 1827.

GÉNÉRALITÉS.

Section troisième.

Recensements et mouvement de la population de Tours,
de 1827 à 1846.

GÉNÉRALITÉS.

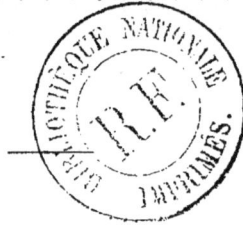

PREMIÈRE PARTIE.

CHAPITRE Ier.

---

§ Ier. — **De la position relative et directe de Tours.**

Ancienne Capitale de la Touraine, aujourd'hui chef-lieu du département d'Indre-et-Loire, Tours est situé à 1°, 38', 36" de longitude orientale, et à 47° 23' 46" de latitude septentrionale; sa hauteur moyenne au-dessus du niveau de la mer est de 55 mètres.

Cette ville occupe, sur la rive gauche de la Loire qui la baigne dans toute sa longueur, un emplacement formé par un terrain plat, dont la superficie est de 300 hectares environ.

Sa figure a la forme d'une ellipse alongée du N.-E. au S.-O.

Au nord et au sud, de riantes collines, mollement ondulées, parées de clos de vignes, d'élégantes villas et de champs de verdure, s'élèvent à une hauteur moyenne de 72 mètres au-dessus du niveau du vestibule de l'Hôtel-de-Ville. Les premières de ces collines, c'est-à-dire celles qui sont sur la rive droite, sont très-rapprochées de la ville; un de ses faubourgs s'étend le long de leur pente. Elles protègent la cité contre les vents du nord, qui n'ont accès sur son périmètre que par un espace

1

resserré. Celles du sud en sont éloignées de 2 à 3 kilomètres dans presque tous les sens, et ne sont qu'un bien
faible obstacle aux vents qui soufflent de ce côté.

§ II. — Géologie.

Le sol sur lequel Tours est assis appartient à la
période tertiaire; en d'autres termes, la craie forme le
fond du bassin dans lequel se sont déposées les couches
de cailloux roulés de sable et d'argile, qui, dans des
proportions variables, constituent le limon d'atterrissement. Et d'abord, on rencontre à la surface une couche
de terre végétale, d'une puissance de 2 mètres environ.
Immédiatement au-dessous se trouve un banc de sable
très-fin, micacé, sans adhérence, de 66 centimètres
d'épaisseur moyenne, baigné constamment par les eaux
ménagères, par les infiltrations des fosses d'aisance et
des couches supérieures du sol. En creusant plus profon-
dément on arrive à une argile plastique, onctueuse,
tenace, renfermant de la silice, très-peu de chaux, et
qui, convenablement cuite, peut, selon ses diverses
qualités, être employée à la fabrication de la faïence,
de la poterie, etc., etc. Cette formation ne se montre
nulle part à la surface du sol, et je ne sache pas que, sur
les divers points où elle est exploitée, on ait trouvé des
fossiles caractéristiques de son époque.

La puissance moyenne de la couche formée par l'argile plastique est de 1 mètre 60 centimètres.

Enfin, une quatrième et dernière couche est représentée par un banc de cailloux roulés, supérieur à un
lit de sable très-estimé dans les arts et que l'on désigne
sous le nom vulgaire de *grain de sel*. Elle repose sur la
craie tufau et peut avoir 1 mètre de puissance.

Une nappe d'eau très-abondante, due probablement aux infiltrations des eaux de la Loire et du Cher, représente le niveau moyen de ces deux grands cours d'eau, baigne ces sables en suivant dans son trajet une direction parallèle à la Loire.

§ III. — Climat.

Météorologie. — Pénétré de cette vérité, que des observations faites avec exactitude sur l'état météorologique d'une station, en déterminent le climat d'une manière plus certaine que ne pourrait le faire l'étude la plus complète de sa position géographique, j'ai compulsé jour par jour les tables de M. Delaunay, de 1830 à 1849 inclus, puis additionnant les quantités indiquées par le baromètre, le thermomètre et l'hygromètre dans chaque mois correspondant de ces 20 années, je suis parvenu, en divisant le produit de l'addition par le nombre des mois, à établir la température moyenne de Tours. J'ai procédé de même pour obtenir la moyenne des vents, des jours beaux, variables, couverts, de pluie, de neige, de gelée, de brouillards, etc., etc.

De ces observations résultent les faits suivants :

Les différentes températures, observées à Tours, donnent une suite de termes dont les extrêmes dépassent rarement en juillet et août + 32° centigrades; en décembre et en janvier — 10°.

Ainsi, la chaleur moyenne de nos étés est de 22 + 0; le froid moyen des hivers est de 3 — 0. Il y a donc pour notre climat un intervalle de 42° entre le maximum et le minimum de l'échelle thermométrique. Cependant cette différence n'est pas ordinaire; dans une année commune elle n'est guère que de 25° ; ainsi donc on peut dire que la température est ordinairement bornée à l'intervalle compris entre le troisième degré au-dessous de zéro et le vingt-cinquième au-dessus ; d'où il suit que la moyenne annuelle est de 14° centigrades ;

La hauteur moyenne du baromètre est de 74,86 ; la moyenne de l'échelle hygrométrique est, en hiver, de 98° elle marque au printemps 96°, en été 80, et en automne 88.

VENTS. — Classés d'après le nombre de jours où ils ont soufflé à midi, les vents dont se compose l'année moyenne affectent l'ordre suivant :

Sud-Ouest. .	97 jours	
Nord-Est. . .	89 —	
Nord-Ouest .	68 —	
Ouest.	40 —	} 365 jours.
Sud-Est . . .	29 —	
Nord.	19 —	
Est	17 —	
Sud	6 —	

Leur ordre de fréquence, par mois, se répartit ainsi :

JANVIER.		FÉVRIER.		MARS.	
N.-E.	9 jours	N.-O.	7 jours	S.-O .	9 jours
S.-O .	6 —	S.-O .	6 —	N.-E.	7 —
N.-O.	5 —	N.-E.	5 —	N.-O.	6 —
S.-E.	4 —	E . .	3 —	O . .	4 —
O . .	3 —	N . .	2 —	S.-E.	2 —
E . .	2 —	O . .	2 —	N . .	2 —
N . .	2 —	S.-E.	1 —	E . .	1 —
		S. . .	1 —		

AVRIL.		MAI.		JUIN.	
S.-O.	9 jours	N.-E.	9 jours	S.-O.	10 jours
N.-E.	9 —	S.-O.	9 —	N.-O.	7 —
N.-O.	5 —	N.-O.	6 —	O . .	3 —
S.-E.	2 —	N . .	3 —	S.-E.	2 —
O . .	2 —	S.-E.	2 —	E . .	2 —
N . .	2 —	O . .	2 —	N . .	1 —
E . .	1 —			S . .	5 —

JUILLET.		AOUT.		SEPTEMBE.	
N.-O.	10 jours	O . .	7 jours	N.-E.	9 jours
S.-O.	7 —	N.-O.	6 —	S.-O.	6 —
N.-E.	6 —	S.-O.	6 —	N.-O.	5 —
O . .	5 —	N.-E.	5 —	S.-O.	4 —
S.-E.	2 —	S.-E.	3 —	O . .	4 —
N . .	1 —	N . .	2 —	N . .	2 —
		E . .	1 —	E . .	1 —

OCTOBRE.		NOVEMBRE.		DÉCEMBRE.	
S.-O.	9 jours	S.-O .	11 jours	S.-O.	9 jours
N.-E.	6 —	N.-E.	8 —	N.-E.	7 —
N.-O.	5 —	N.-O.	5 —	N.-O.	4 —
O . .	5 —	O . .	3 —	S.-E.	4 —
N . .	2 —	S.-E.	2 —	E . .	3 —
S.-E.	2 —	E . . .	1 —	O . .	2 —
E . .	1 —	S . . .	1 —	N . .	1 —
				S . . .	1 —

Ainsi, les vents régnant le plus habituellement dans le cours d'une année sont : le S.-O et le N.-E. Toutefois, celui-ci est devenu assez rare pendant ces dernières années ; il semble devoir être remplacé dans sa fréquence par le S.-E. qui ne se présente que le cinquième dans le tableau que nous venons de mettre sous les yeux du lecteur. Les vents de plein Sud, de l'Est et du Nord sont rares et ne durent pas.

Le nombre annuel des jours sereins atteint à peine 90; ils ont une durée remarquable lorsque les vents d'ouest, de sud-ouest passent à l'est-nord-est et au nord-est en faisant route par le nord.

Les jours nuageux ou variables, c'est-à-dire ceux où le soleil est tantôt voilé, tantôt brillant ou pâle, sont les plus nombreux de l'année moyenne; leur nombre égale 120.

Celui des jours de pluie est de 94.

Le printemps est la saison qui compte le plus de jours pluvieux, puis vient l'automne; l'été et l'hiver sont à une petite différence près, aussi chargés l'un que l'autre.

On ne possède aucune donnée positive sur la quantité de pluie qui tombe annuellement. On a estimé sa hauteur à 50 cent.

Les jours de neige sont rares, on n'en compte que SEPT. Elle séjourne peu de temps sur le sol.

Les brouillards apparaissent quelquefois au printemps, rarement pendant l'hiver, presque jamais dans la saison d'été.

La gelée compte vingt-un jours, la grêle quatre; les orages passent rapidement, et vont désoler les villes et les campagnes voisines, le tonnerre qui les accompagne se fait entendre huit fois. Leur nombre a pour moyenne, en été quatre, au printemps deux, en automne deux.

Sous un climat semblable où le froid des hivers n'a pas cette âpreté qui détruit, ni la chaleur des étés, cette ardeur qui dessèche et consume, on conçoit facilement tous les avantages qu'un malade peut attendre de cette heureuse influence des modificateurs extérieurs sur le rétablissement de sa santé, surtout s'il est atteint d'une affection chronique de la poitrine.

La partie qu'il convient plus particulièrement d'habiter pendant l'hiver, est celle qui est située au N.-N.-E. de la ville. Elle s'étend de Rochecorbon à la pointe de St-Cyr, et comprend près de dix kilomètres de longueur sur un kilomètre environ de développement de son versant méridional. Ce coteau qui consiste dans une série de terrains formés par une terre d'alluvion déposée sur la craie, présente des sites extrêmement remarquables et d'une grande beauté. Abrité des vents du nord, ne laissant qu'un passage oblique aux vents du N.-E. et à ceux du N.-O., il est pour les malades un des climats les plus favorables que possède la France. Cela est non-seulement prouvé par les observations thermométriques, mais aussi par l'état de la végétation pendant les mois les plus froids de l'année où l'on voit le géranium, le laurier, le myrte, le grenadier et beaucoup d'autres plantes exotiques se maintenir en pleine vigueur dans les jardins, tandis que sur le plateau qui domine, le froid détruit ou altère toutes les espèces de cette série.

Sous le rapport de l'uniformité de température, de son égale distribution, on a constaté, pendant plusieurs années d'observation, que la variation moyenne des jours est moindre qu'à Montpellier, et que la différence entre cette moyenne et le climat de Nice, est à peine de $1°$ $5/10^{es}$ centigrade pendant l'hiver, et de $2°$ au plus en été.

Eaux minérales. — La constitution géologique du sol des environs de Tours, composée de strates sédimentaires d'une grande puissance, et dépourvue complétement de roches d'épanchement, explique suffisamment l'absence des sources thermales dans cette portion du bassin de la Loire. Quant aux sources minérales froides, il existe, sur plusieurs points de l'arrondissement, des eaux ferrugineuses. Les plus remarquables sont celles de Semblançay, de Valière, de Château-la-Vallière et de Veigné. La réputation de ces eaux est encore à faire; un jour, peut-être, viendra où l'oubli injuste qui pèse sur elles sera réparé.

CHAPITRE II.

EXAMEN GÉNÉRAL DES CAUSES PRINCIPALES QUI PEUVENT AVOIR UNE INFLUENCE MARQUÉE SUR LA SALUBRITÉ DE TOURS.

§ 1. — Des causes propres à la ville qui peuvent influer sur sa salubrité.

EAUX. — Les eaux que boivent les habitants, celles qu'ils emploient à la préparation de leurs aliments sont puisées à des fontaines ou à des puits, rarement à la Loire. Celles-ci, quoique suffisamment aérées, sont trop facilement troublées aux moindres crues, et pour peu que les pluies se prolongent, elles sont en général trop peu sapides pour qu'on puisse les employer autrement qu'aux usages extérieurs.

FONTAINES. — *Eau des fontaines.* — L'eau qui est réputée la meilleure de la ville, est fournie par une source tellement abondante, qu'il est rare de la voir se tarir, même durant les chaleurs les plus prolongées. Sa distribution dans les divers quartiers de Tours remonte à l'année 1512. L'administration municipale sentant le besoin de doter notre cité, déjà riche et populeuse, de fontaines publiques, confia l'exécution de ce projet à Pierre Valence, habile fontainier de Rouen, qui avait acquis une certaine célébrité dans les travaux hydrauliques. Les eaux de la source du Limaçon, près Saint-Avertin, furent amenées à Tours par des canaux longs de quatre kilomètres que l'on fit passer sous le Cher. Six belles fontaines furent établies moyennant une somme de 17,000 livres, équivalente aujourd'hui à celle de 78,300 fr. Elles existent encore.

L'eau fournie par les puits artésiens, dont la profondeur moyenne est de 126 mètres, a une température de 17° 5/10°, elle contient du fer en quantité notable.

Eau des puits. — L'eau des puits présente sous le rapport de sa potabilité et de ses usages, des différences très-marquées ; ainsi, l'eau que l'on rencontre à 2 mètres 50 de profondeur en été, et qui dans certaines parties de la ville affleure presque le sol dans la saison des pluies, provient du courant que les eaux ménagères et pluviales, que les infiltrations des fosses d'aisance ont établi sur la première couche d'argile située au-dessous du sol d'atterrissement. Dépourvue d'air, elle est en général très-impure à cause des matières organiques en décomposition dont elle abonde. La quantité considérable d'hydrochlorates, de sulfates et de sels calcaires qu'elle contient, les traces de carbonate d'ammoniaque qui y ont été signalées, la rendent peu propre aux usages domestiques, et doivent faire rejeter son emploi comme boisson.

L'eau des puits dont le forage atteint le courant qui dans son trajet, baigne les cailloux roulés et le sable supérieur à la craie, est fraîche, limpide, agréable à boire, cuit bien les légumes et dissout le savon sans former de grumeaux ; les sels qu'elle renferme nous ont paru être dans des proportions convenables pour que son application à la consommation publique ne soit suivie d'aucune crainte, d'aucun danger.

CHER, RUISSEAU DU FILET, FOSSÉ DE CEINTURE. —Souvent en hiver, quelquefois en automne et au printemps, les eaux du Cher inondent la plus grande partie des terres qui s'étendent le long de ses bords. Pendant toute la durée de ces crues, les portions les plus basses des habitations et des quartiers situés *extrà muros* au midi de la ville, ont encore à souffrir des débordements du ruisseau du filet et du fossé de céinture dont la pente presque nulle est encore diminuée par le niveau plus élevé des eaux de celui-ci, vers leur point de jonction dans les pâtis de Beaumont. Cette disposition est fâcheuse pour la salubrité publique sous plusieurs points : 1° elle rend comme stagnante, dans une longueur de 2000 mètres environ, l'eau qui reçoit les immondices de la ville et cette stagnation fait que, dans la saison chaude, des émanations insalubres et incommodes se dégagent de cette espèce d'égout à ciel ouvert et compromettent la santé des habitants ; 2° Le niveau de ce cours d'eau étant de 80 centimètres au dessus du radier, il suit de là que ses eaux refluent dans le fossé de ceinture et rendent son curage impossible pendant la plus grande partie de l'année. On est obligé d'attendre pour exécuter cette opération que le canal du Berry soit en chômage, car c'est le seul moment où l'on peut baisser la vanne qui fournit l'eau à la vallée. Si cet abaissement avait lieu à toute autre époque, il est évident que la navigation du canal serait interrompue, et les prairies du Cher largement inondées, or cela ne peut pas être.

Considérée au point de vue de l'hygiène et de la salubrité, cette direction donnée à un ruisseau qui, jusqu'en 1848, perdait ses eaux dans le Cher à l'écluse de Roche-Pinard, est un fait que l'administration doit vivement regretter. C'est qu'en effet, il importe bien autrement à sa sollicitude de pondérer les déporables résultats de cette opération pour la santé publiqué, que la plus value des prairies arrosées par ce ruisseau improvisé à si grands frais, et qui n'a pas même un lit assez large pour contenir ses eaux grossies du ruisseau de l'archevêque. Maintenir un tel état de choses serait une faute. Ne devrait-on pas le faire cesser en établissant un siphon, au midi de l'écluse de Roche-Pinard? Il me semble que le cas échéant, le filet n'eprouverait aucune modification dans son ancien cours, ses eaux se jetteraient dans le Cher en aval du dernier barrage de cette rivière. Cette correction faite, le fossé de ceinture serait dégagé, et cesserait d'être un foyer d'infection; un grand nombre d'habitations seraient assainies, et l'hygiène des quartiers qui, chaque jour, s'élèveat au sud de la ville aurait fait un grand pas.

Le fossé de ceinture qui longe le côté méridional de la ville, depuis la gare du canal du Cher jusqu'à hauteur de la porte Saint-Éloi, est voûté dans toute la partie qui parcourt le vaste emplacement occupé par l'embarcadère et la place de la Porte-de-Fer. Il est entièrement découvert dans le reste de son étendue. L'insuffisance de sa pente, le peu de soins apporté à sa construction, le grand nombre d'angles qu'il forme dans son parcours, formant un obstacle continuel à l'écoulement des eaux, déterminent l'amoncellement de boues noires, épaisses, fétides, chargées de matières organiques en décomposition; le curage, tel qu'on l'opère, ne remédie que fort imparfaitement au mal, attendu qu'il consiste uniquement à rejeter les boues sur les bords. Un tel état de choses compromet à la fois et la sûreté et la santé publiques. La sûreté, puisque l'égout decouvert cotoie des rues, des terrains qu'aucune clôture ne ferme; la santé publique, puisque les émanations fétides qu'il laisse sans cesse échapper, surtout pendant les chaleurs de l'été, se font sentir dans toute la partie méridionale de la ville, c'est-à-dire dans celle où se trouvent les plus beaux hôtels et les promenades les plus fréquentées. L'allée qui conduit de la porte Saint-Éloi à mi-chemin de Beaumont est, grace à cet égout qui la borde, dans un état d'infection permanente.

Il ne faut pas chercher ailleurs la cause des fièvres intermittentes, de mauvais caractère, et des angines couenneuses qu'on observe si souvent parmi la population qui habite le voisinage de ce long et sale égoût.

Je le répète, les curages que l'on opère de loin en loin ne remédient que temporairement aux inconvénients nombreux de l'état d'envasement dans lequel se trouve habituellement le fossé de ceinture. On n'obtiendra de bons résultats que du moment où le ruisseau du filet rentrera dans ses anciennes conditions d'existence. En effet, dans l'état actuel des choses, l'augmentation du volume d'eau de l'égout sera presque toujours insuffisante pour lutter contre l'élévation de niveau des eaux du filet, et continuera par cela même d'être un foyer d'infection. (1)

Une compagnie s'était formée pour la fourniture de l'eau nécessaire à la vie domestique, à l'arrosage, au net-

(1) L'abaissement de 1^m 50 du radier du fossé de ceinture qui vient d'être opéré sous la direction de M. Chauveau, architecte-voyer de la ville, va faire disparaître une grande partie des inconvénients que j'ai signalés.

toiement des rues, et à l'enlèvement des matières solides provenant des fosses d'aisance ou accumulées dans les égouts et le fossé de ceinture ; elle s'était mise en relation avec l'administration municipale, et ses plans avaient reçu un accueil empressé. Le malheur des temps a fait que ses opérations ont été remises à une époque plus favorable à des projets d'avenir. Toutefois, nous croyons savoir qu'elle n'en a pas moins continué avec une louable persévérance l'étude de cette question. Chacun a une trop grande confiance dans les bonnes dispositions du premier magistrat de cette cité (1) pour avoir à redouter que dans une circonstance aussi importante au bien-être de la population, il perde un seul instant de vue les intérêts qui lui sont confiés ; l'énergie, la ferme volonté ne lui manqueront pas pour arriver à la réalisation d'un projet qui a d'avance toutes les sympathies du conseil d'hygiène et de salubrité du département, car tous ses membres savent, mieux que personne, que la fourniture abondante de l'eau est l'une des plus importantes conditions de la salubrité d'une ville.

QUARTIERS, RUES, MAISONS, LOGEMENTS INSALUBRES. — Si l'on tire une ligne droite de la barrière de St-Pierre-des-Corps à la barrière de Ste-Anne, on aura un développement de trois mille mètres environ.

L'espace compris entre cette ligne qui se dirige de l'est à l'ouest, parcourant dans son trajet les Quais et le Mail Preuilly, est occupé dans sa plus grande partie par les rues les plus étroites, par les maisons les plus obscures, les plus humides de la cité.

Un nombre infini de petites rues et de ruelles, à travers lesquelles la circulation des voitures est souvent

(1) M. Ernest Mame.

impossible, qui, toutes aboutissent soit aux Quais, soit aux rues de St-Pierre-des-Corps, Colbert, du Commerce, des Coignées, du Grand-Marché, des Cerisiers, de La Riche, et de la Ville Perdue ; des maisons mal bâties ; des constructions en colombage, espèce de cages en bois dont le mortier, la brique et le bousillage remplissent les interstices, et qui, en général, sont d'une vétusté si grande, qu'à l'aspect de la mousse et des moisissures qui les recouvrent, on est tout surpris de les voir encore debout ; quelques logis assez bien conservés du xvᵉ et du xvıᵉ siècles ; des débris de chapelles, d'églises et de couvents, telle est dans son ensemble cette portion du vieux Tours dont chaque maison contient, en moyenne, 3 ménages, et chaque ménage 3 individus 7ı10ᶜ¹. Les habitations qui paraissent le mieux partagées sous le rapport de l'hygiène, sauf quelques unes d'une distribution convenable, n'ont de moderne que la façade ; on a voulu transformer d'anciens pignons en boutiques plus ou moins élégantes, et cela ne s'est fait qu'aux dépens de l'espace intérieur.

C'est au milieu de ces conditions d'insalubrité permanente, augmentées encore par d'autres circonstances dont j'aurai bientôt à parler, qu'habite une foule de ménages d'ouvriers qui s'y trouvent attirés par la modicité du prix des logements ; là aussi, que vivent les prostituées.

Le quartier de la Poissonnerie occupe une assez grande étendue dans le rectangle compris entre les limites que j'ai indiquées plus haut. L'élargissement et le prolongement de la rue des Cognées que l'on est en voie de terminer, le placent dans une situation hygiénique plus favorable ; une opération qui eut lieu, il y a quelques années, avait heureusement préludé à l'assainissement de cette partie de la ville. Ainsi, des égouts dont les orifices, généralement trop étroits, s'engorgeaient toutes les fois que la pluie tombait en abondance, ou dans lesquels les eaux de la Loire à l'époque des crues, remontaient et s'épanchaient au dehors, ont été changés de direction ou disposés d'une manière plus convenable, et les rues de ce quartier ne sont plus inondées.

Il est à regretter que ces améliorations, que ces progrès successifs apportés dans le service de la voirie, n'aient pas amené la réforme d'abus, d'inconvénients assez graves qui affectent encore la salubrité de ce quartier.

Ainsi, les établissements de tripiers autorisés avant l'arrêté du 3 décembre 1835, qui ne devraient opérer que sur des matières nettoyées et lavées à l'abattoir, laissent écouler leurs eaux de lavage dans la rue, sur un pavé en mauvais état.

Ces liquides dans lesquels ont macéré les chairs et les intestins des animaux, bien souvent chargés de sang, ou mêlés à des excréments n'étant pas enlevés avec régularité par les balayeurs, stagnent dans les dépressions du sol, s'y putréfient et répandent, dans quelques cas, une odeur dont la puanteur pendant les chaleurs de l'été incommode à un haut degré les maisons environnantes. Ajoutez à ces foyers incessants de miasmes putrides, l'existence de plusieurs établissements de corroiries, qui, bravant les règlements de police, font sécher une grande partie de leurs produits le long des murs des habitations qui bordent le Carroir des Tanneurs, les rues de la Vacherie, du Petit-St-Martin, des 4 Vents, etc., et vous verrez combien ce quartier si populeux présente encore de causes nuisibles à la santé des habitants.

Les rues de la Moquerie, du Petit-St-Jean, des Bou-

chers, et en général tous les aboutissans du nord de la
rue Colbert, depuis l'impasse St-Julien jusqu'à St-
Pierre-des-Corps, donnent lieu à des résultats analogues; maisons élevées, rues étroites, rez-de-chaussée
humides, mal éclairés, planchers où le sol est à nu, le
carrelage en mauvais état; des angles, des courbes, des
impasses, des petites cours où l'air ne se renouvelle qu'a-
vec peine; un pavé sale et boueux, des flaques d'eau
stagnantes dans ses nombreuses inégalités, dégageant
des gaz de nature nuisible pendant les chaleurs; de la
malpropreté à tous les étages; filtration des eaux de la
Loire dans les caves; encombrement de la famille dans
des chambres étroites, peu élevées, dans des mansardes
abritées sous des toits tombant de lassitude; misère et
imprévoyance des prolétaires qui restent là, croyant avoir
trouvé dans cette pièce qui se ferme mal, et qu'éclaire
une fenêtre dont les carreaux cassés sont remplacés par
du papier, la solution la plus vraie de ce problème pratique : Pourvoir aux nécessités de l'habitation en s'imposant le moindre sacrifice possible, tel est l'état de cette
partie de la ville.

C'est en effet dans ces quartiers, souvenir vivant de
l'ancien Tours, que se rencontrent le plus fréquemment
la misère, les défauts, et les vices qui lui donnent
naissance : c'est-à-dire, l'imprévoyance et la mauvaise
conduite. Il est bien vrai qu'il y a beaucoup d'individus
parmi les indigents qui doivent leur vie de privation au
hasard de la naissance, à la surcharge de la famille, à
la maladie, ou au manque d'ouvrage; mais, je le répète,
et mon expérience ne me laisse aucun doute à ce sujet,
les imprévoyants, les habitués des cabarets et des
barrières forment à Tours le plus grand nombre de ces

malheureux auxquels un abri, quel qu'il soit, tient lieu de logement.

Habitué à visiter la demeure du pauvre, nous reconnaissons facilement, en entrant dans la chambre qui sert d'habitation à un ménage d'indigents, la catégorie à laquelle le chef de famille appartient, s'il pourvoit à ses besoins par le travail, s'il est sobre, économe, tempérant, ou s'il porte au cabaret et *ailleurs*, la moitié de son gain, quelquefois même la meilleure part des secours qu'il reçoit de la charité publique.

Dans le premier cas : une chambre assez grande, bien éclairée, convenablement meublée, et tenue avec un ordre, avec une propreté remarquables ; une armoire dans laquelle tout le linge est parfaitement disposé ;

Dans le second cas : les murs et un grabat d'une malpropreté repoussante, une paillasse, une couverture en lambeaux ; une planche ou un méchant bahut destinés à recevoir les aliments et quelques poteries ébréchées ; une petite table, deux ou trois chaises ; souvent sur le même grabat se pressent et s'entassent père, mère, vieillards, enfants.

Ces misérables demeures étant le refuge des ménages qui dépensent, le lundi et le mardi, le salaire du reste de la semaine, se trouvent plus spécialement au rez-de-chaussée de toutes ces petites rues perpendiculaires aux quais, assez souvent aussi dans des greniers où l'on étouffe en été, où l'on est glacé en hiver.

Une cause spéciale d'insalubrité à laquelle on n'accorde pas toute l'importance qu'elle exige, c'est l'habitation trop prompte des demeures qui, chaque jour, s'élèvent dans le voisinage des embarcadères de nos chemins de fer. J'ai vu très-souvent des maisons recevoir

2

des habitants avant d'être complétement terminées. Les prix modérés que mettent, en général, à cette première location les propriétaires qui, presque toujours, se réservent le droit de les augmenter ou de donner congé au bout de 6 mois, un an, sont sans doute les motifs qui tendent à faire dégénérer en habitude ce fâcheux antécédent. A voir la manière dont les choses se passent, on ne sait qu'admirer le plus ou de l'imprévoyance du locataire, ou de la cupidité du propriétaire. Tous les médecins ont signalé les inconvénients d'une pratique aussi funeste, mais pour cette partie de la population, qu'on nomme encore le peuple, l'expérience de la veille ne profite jamais au lendemain ; à peine une construction nouvelle est-elle recouverte d'un toît qu'il se présente des gens assez imprudents pour s'y loger ; de la saison ils n'ont nul souci ; je me trompe, il en est quelques-uns qui, moins mal avisés, remettent aux beaux jours de l'été leur emménagement, bien persuadés que pendant la saison chaude, le danger attaché à ces habitations est moins redoutable, moins imminent que pendant les autres mois de l'année ; leur calcul n'est pas très-exact, car lorsque l'automne et l'hiver sont venus, l'évaporation des plâtres et des mortiers qui contiennent encore une très-grande partie de leur eau, étant ralentie, les appartements qu'ils croyaient parfaitement secs ont leurs parois humides ; les papiers de tenture se décollent et moisissent sur place ; le linge et les garnitures du lit placé ordinairement auprès du mur, s'imprègnent de vapeur d'eau. Sous l'influence de cette humidité incessante, des maladies graves et fréquentes se déclarent ; elles sont le plus ordinairement, pour l'homme adulte, le rhumatisme aigu ou chronique sous toutes les formes ; les arthrites ;

les fluxions sur les membranes muqueuses et sur les
organes parenchimateux ; les fièvres intermittentes etc.
Pour les enfants, ce sont des affections scrofuleuses, des
tumeurs blanches, des indurations glandulaires; ces
accidents, sur la cause desquels on ne saurait élever
aucun doute, sont constatés par des exemples si nombreux, si immédiats, qu'à bon droit on s'étonne qu'il
n'existe aucune ordonnance, aucun réglement d'administration qui proscrivent l'habitation des maisons nou-
vellement bâties, avant une époque déterminée par
la nature des matériaux employés à leur confection, et
la saison dans laquelle elles ont été élevées. Le délai d'un
an, proposé par plusieurs médecins hygiénistes, devrait
être adopté. En vain dirait-on que cette longueur de
temps compromettrait l'intérêt des capitaux, affectés par
l'entrepreneur à la construction d'une maison; qu'importe
l'ajournement de ce produit? La santé, la vie d'une ou
de plusieurs familles sont-elles donc de si mince valeur
qu'on puisse les balancer avec une question d'argent.

Une loi qui interdirait l'habitation des maisons nou-
vellement construites, avant un an, à partir du jour où
elles auraient été achevées, serait une œuvre de sagesse
et d'utilité publique: par elle, le prolétaire, plus que le
riche même, se trouverait protégé dans sa santé, dans sa
vie, dans son bonheur, car, ainsi qu'on l'a dit bien longtemps avant moi: « La santé c'est la vie; c'est plus encore, c'est le bonheur. » Exprimer le vœu que cette loi
soit rendue, insister sur sa nécessité, c'est aller au-
devant d'un désir qui nous anime tous, celui de concourir au bien-être de nos concitoyens, et de servir le zèle
éclairé du premier magistrat de ce département pour
tout ce qui est bon et utile.

LATRINES. — Au nombre des causes qui tendent incessamment à la viciation de l'air dans la demeure du pauvre, ou si vous aimez mieux, de l'ouvrier et de l'indigent des quartiers du nord et du vieux Tours, se présente en première ligne l'odeur qui s'exhale des lieux d'aisance, dont le plus grand nombre est commun à tous les habitants d'une *tenue*.

Dans toutes les anciennes maisons où vivent entassées les familles indigentes vous ne trouverez jamais des latrines entretenues avec soin, lavées régulièrement, ou disposées d'une manière convenable, du moins s'il en est quelques-unes qui soient dans un certain état de propreté, celles-là font exception.

Tantôt elles sont situées sous l'escalier, vers un de ses côtés, ou près du pallier du premier étage; tantôt au fond d'une petite cour ou d'une allée; chaque jour, des débris de toute nature y sont jetés par les locataires de la maison.

Les fosses creusées, pour la plupart, d'après l'ancien procédé, présentent rarement des garanties de salubrité sous le rapport de leur imperméabilité; elles ont la forme d'un carré plus ou moins régulier; leur profondeur moyenne est de 1 mètre, et le fond ainsi que les murs latéraux, construits avec peu de soin, détériorés par un trop long usage et par la fréquence de leur contact avec la nappe d'eau inférieure au sol, laissent libre l'infiltration des matières liquides à travers le sac et les parois du réservoir. Cette infiltration qu'il est très-facile de constater dans plusieurs circonstances et spécialement lorsque les eaux de la Loire sont à un certain degré de l'étiage, infecte l'eau des puits voisins, et laisse à la surface du liquide une couche huileuse très-remarquable.

Un fait qui résulte encore du mauvais état de ces fosses, de leur vice de construction, mérite, par son influence sur la salubrité privée, de fixer la sollicitude du Conseil. Les matériaux dont sont formés les murs qui se trouvent en rapport avec le sac de la fosse, absorbent une humidité que le phénomène de la capillarité fait monter bien au-dessus du sol et qui s'élève jusqu'à l'étage supérieur toutes les fois que l'intérieur de la maison est peu aéré ou mal ventilé. Cette combinaison incessante d'urines imprégnées de matières stercorales avec les matériaux de construction, laisse sur les parois des murailles une vapeur d'eau qui exhale une odeur tellement repoussante que l'on a peine à comprendre comment il se fait que des habitations aussi malsaines trouvent un seul locataire; malheureusement elles n'en manquent jamais.

Toutes ces fosses, aujourd'hui plus fréquemment vidées, sont sans tuyau d'évent. Lorsque, par exception, il existe d'autres lieux d'aisance à un des étages de la maison, le tuyau de descente tient lieu de ventilateur; or, comme c'est ordinairement le long de l'escalier que celui-ci est placé, ainsi que chaque latrine, il résulte que toutes les fois qu'un appel est fait aux gaz fétides de la fosse, soit par un courant d'air, soit par toute autre cause, ceux-ci montent par le tuyau de conduite, et répandent dans l'intérieur de la maison leur insupportable puanteur.

La nature des produits gazeux que dégagent les fosses est assez connue pour qu'il n'y ait pas lieu d'insister ici sur le mode d'action de chacun des éléments dont ils sont formés.

Tout le monde sait que ces émanations, en décomposant l'air respirable, lui communiquent des qualités nuisibles à la conservation de la vie, et prédisposent singulièrement les individus soumis à leur influence, à contracter des affections fébriles avec prédominance de la forme ataxique ou adynamique.

L'altération de l'air due à une ventilation insuffisante, à l'humidité constante de l'intérieur des maisons des vieux quartiers, à l'entassement des familles dans des logements étroits, où le désordre et la malpropreté sont passés en habitude, a sur les individus une action tout aussi fâcheuse, dont l'intensité est, en général, subordonnée à la durée du séjour dans la demeure, et aux différents âges de ceux qui l'habitent.

PENTE DU SOL. — Une cause d'insalubrité, ou du moins un inconvénient pour la salubrité et la propreté de notre ville, provient du défaut de pente suffisante qu'offre la plupart de nos rues. Il résulte de cette disposition et de la perméabilité des premières couches du sol : que les eaux ménagères, chargées de substances organiques; que les urines répandues sur la voie publique; que les matières qui s'échappent à travers les parois des fosses d'aisance, dont la construction n'a pas été faite avec soin, enfin que les fuites de gaz hors des tuyaux de conduite, tendent à porter l'infection dans les couches terreuses, toujours plus ou moins riches en sels de chaux, de magnésie ou de potasse, et à altérer les eaux des puits qu'on y a creusés. Des expériences directes, dues à MM. Dumas et Chevreul, ne laissent aucun doute à cet égard. Selon ces savants, partout où se trouvent réunis des sulfates alcalins et des matières organiques au sein d'une eau privée du contact de l'air, il y a formation d'un sulfure; ce genre de réaction explique l'insalubrité bien reconnue de la première nappe d'eau que l'on rencontre à quelques mètres de profondeur et qui, déjà, a été indiquée au commencement de ce mémoire.

PAVAGE. — Le pavage de nos rues, malgré un progrès réel dans sa confection et son entretien, exigerait des améliorations plus larges, pour que certaines portions de la voie publique fussent d'un parcours plus facile, et ne présentassent plus les dépressions et les inégalités qui retiennent la boue, facilitent la stagnation des eaux, et exposent à des chûtes fâcheuses le promeneur inattentif. J'ai cru remarquer qu'une des causes qui contribuaient le plus à l'irrégularité du pavage, dépendait de la négligence que l'on mettait à observer un intervalle de temps assez considérable entre le jour où les travaux étaient terminés et celui où le balayage quotidien reprenait. Il serait à désirer, en ce qui concerne le pavage neuf, les relevés à bout, et même le pavage en recherche, que le balayage ne soit repris que dix jours au moins après l'achèvement de l'une ou l'autre de ces opérations. De cette manière seulement, les résidus du sable répandu pour la consolidation du pavé atteindraient le but qu'on se propose dans leur emploi. Plusieurs villes, dont les réglements sur la voirie et les obligations qu'elle impose sont plus sévères que les nôtres, font répandre, aux frais des contrevenants, les sables balayés et relevés avant l'expiration du délai de dix jours de la terminaison des travaux. Cette mesure est parfaitement motivée.

Après avoir signalé, au point de vue hygiénique, l'état fâcheux des quartiers, des rues et des maisons habités plus particulièrement par les indigents et par les hommes de travail, après vous avoir fait connaître les conséquences réelles des causes qui, dans de telles conditions, sont de nature à compromettre la santé et la vie d'une partie de la population, il me reste encore une tâche à remplir, celle de rechercher avec vous quelles sont dans les limites de ce qui est juste, de ce qui est possible, les moyens de remédier à un tel ordre de choses, à en adoucir les rigueurs, à en diminuer les effets redoutables.

Il y à là, à prendre dans l'intérêt de tous, une série de mesures dont l'exécution peut réaliser des améliorations sur la nécessité desquelles il n'est pas permis d'élever un doute. Je vais essayer de les indiquer, laissant à qui de droit le soin de leur application. Je reprends la marche que j'ai suivie.

L'insalubrité des habitations dépend de deux ordres distincts de causes : les unes sont le résultat de l'habitation elle-même; les autres sont le fait ou des propriétaires ou du locataire.

A ces deux causes principales de danger pour la vie et la santé des habitants, la sagesse du législateur, la sollicitude de l'administration municipale ont pourvu depuis longtemps, et tout porte à croire que la loi nouvelle, relative à l'assainissement des logements insalubres, satisfera toutes les exigences et tous les besoins.

Quant à présent, il suffit de rappeler 1° les lois sur la sûreté des rues et des places; sur la commodité et la propreté des voies de circulation; sur l'alignement, la démolition et la construction des maisons; 2° les réglements relatifs aux dépôts et aux embarras de tout genre sur la voie publique, et aux détails intérieurs de l'habitation occupée par le propriétaire; ceux qui concernent les fosses d'aisance, l'extraction des vidanges, leur transport, le nettoiement et l'enlèvement des boues, des neiges et des glaces; l'arrosement; l'éclairage par le gaz, la vente des comestibles de toute nature ; la boucherie ; la boulangerie ; les boissons ; ceux qui prohibent de ne rien jeter au dehors des maisons qui puisse causer des exhalaisons nuisibles ; d'élever et de nourrir, dans l'intérieur des habitations, des animaux incommodes ; et ceux enfin qui imposent les conditions dans lesquelles doivent se faire le balayage des rues, l'écoulement des eaux ménagères, la tenue des maisons garnies, etc., etc.

Tels sont, dans leur ensemble, les réglements et les lois qui protégent la population contre les agents assez nombreux d'insalubrité que l'on peut rencontrer dans notre ville.

Toutes les habitations du vieux Tours sont loin de présenter, au même degré, les conditions d'insalubrité que nous avons signalées à votre sollicitude. Il en est un assez bon nombre qui sont bien aérées, bien salubres, bien tenues. Celles en quantité si grande, qui sont situées dans les rues étroites et les impasses, dans les petites cours, les passages et les ruelles des quartiers bas, les aboutissants de la place et de la rue du Grand-Marché, etc., et qui, toutes, servent de demeure à l'ouvrier et à l'indigent, offrent un caractère commun de malpropreté et d'humidité, de misère intérieure et de mauvaise aération qui demande une attention toute particulière.

Malheureusement une trop notable portion des habitants ne voit dans les arrêtés que l'administration prend dans l'intérêt de la salubrité publique, que la source de vexations continuelles, et cherchent plutôt à se soustraire à son action qu'à la seconder dans l'exécution des règlements et dans ses efforts pour assurer le bien-être général. On ne comprend pas, on ne veut pas com-

prendre que les obligations imposées à chacun indivi-
duellement dans le cercle de sa profession, de sa position
sociale, de sa fortune tournent nécessairement au profit
de tous ; et cependant, malgré ce mauvais vouloir d'un
certain nombre d'habitants, malgré cette force d'inertie
qu'ils opposent aux bonnes intentions de l'autorité municipale, l'état actuel de Tours ne saurait être comparé
à son état ancien sous le rapport de la salubrité et de
l'hygiène publique. C'est qu'en effet les mesures prises
pour l'assainissement de la cité ont, dans ces derniers
temps, surtout, dépassé tout ce qui avait été fait dans
ce but. Naguères encore, les quartiers situés au nord de
la ville, composés de rues étroites, fangeuses, bordées
de vieilles maisons, sans air, sans eau, sans soleil,
étaient de véritables foyers d'infection, détrempés à
l'époque des crues par les eaux de la Loire. Aujourd'hui,
l'élargissement et le percement de rues nouvelles, l'établissement des trottoirs, un meilleur système de pavage,
quoique bien peu parfait encore, le service du nettoiement de la voie publique plus exact, une meilleure direction donnée aux égouts, la suppression de quelques
établissements incommodes ou insalubres, des maisons
vastes, bien percées, bien ventilées, qui s'élèvent au
midi de la ville sur d'anciens marécages détruits et
assainis, l'assèchement des eaux stagnantes du ruau
Sainte-Anne, et une foule d'autres améliorations no-
tables ont atténué, à un degré marqué, une grande partie des causes qui pouvaient porter atteinte à la santé
publique. Il ne suffit que d'une volonté ferme pour faire
disparaître la plupart des abus qui subsistent encore.

Maisons. — Parmi les améliorations nécessaires pour
rendre habitable la demeure du pauvre, pour atténuer

autant que possible son insalubrité, nous proposerons comme dignes d'être prises en considération les mesures suivantes :

1° Toutes les fois que la disposition des lieux le permettra, on facilitera le courant atmosphérique dans l'intérieur des maisons et des diverses pièces habitables dont elles se composent, *a* en donnant fréquemment issue à l'air vicié ou dégradé par la respiration et par une foule d'autres causes ; *b* en laissant à l'air neuf et à la lumière le passage le plus direct, le plus ample que possible.

2° Dans le cas où des circonstances défavorables s'opposeraient au renouvellement de l'air, il serait du devoir de l'autorité d'imposer au propriétaire qui veut louer à un tiers, l'élargissement des portes d'entrée et des fenêtres, ou de faire percer des jours vis-à-vis celles-ci, à l'effet de permettre l'entrée de l'air et de la lumière ; la location des habitations qui ne seraient pas susceptibles d'assainissement serait interdite.

3° Lorsque la porte d'entrée d'une maison, d'un magasin ou d'un atelier quelconque se trouve de niveau avec le sol, et que par suite de cette disposition, elle peut recevoir en temps de pluie le trop plein des ruisseaux, le seuil sera élevé de quelques centimètres au-dessus du sol.

4° Les cours trop resserrées, trop étroites qui sont habitées par une population nombreuse, doivent être élargies ; celles qui sont entourées de vieilles maisons, et dont les rez-de-chaussée, toujours humides, n'ont pas une ventilation suffisante, seront fermées ou démolies.

5° Il importe beaucoup que les latrines, dont les miasmes et les gaz sont si souvent délétères, aient un tuyau d'évent qui facilite l'ascension des émanations au-dessus du toit de la maison, et que les fosses, à travers les quelles les matières liquides s'infiltrent, soient reconstruites d'après les indications données par l'architecte-voyer.

6° La désinfection des vidanges, à l'aide de certains procédés chimiques peu couteux, est faite avec tant de parcimonie et de négligence par les compagnies, que cette opération, dans un grand nombre de cas, est tout aussi incommode que d'après les anciens procédés. Le curage des fosses et le transport des matières en plein jour ne devraient pas être permis, surtout en été; partout ailleurs qu'à Tours, cette permission est suspendue pendant les mois de juin, juillet et août.

7° Exiger que les maisons soient pourvues de tuyaux et de cuvettes en nombre suffisant pour l'écoulement et la conduite des eaux ménagères, et que ces tuyaux et cuvettes soient constamment en bon état, lavés et nettoyés assez fréquemment, surtout pendant la saison chaude, pour ne donner jamais d'odeur ; — s'abstenir pendant les gelées d'y verser de l'eau ;

8° Les eaux ménagères devront avoir un écoulement facile jusqu'à la voie publique, de manière qu'elles ne puissent séjourner ni dans les cours, ni dans les allées; les gargouilles, caniveaux et ruisseaux destinés à la conduite de ces eaux devront être lavés plusieurs fois par jour et entretenus avec soin ;

9° Les cabinets d'aisance devront être disposés et ventilés de manière à ne pas donner d'odeur. Le sol devra être imperméable et tenu dans un état constant de propreté. Les tuyaux de chute ne donneront lieu à aucune fuite, et le tuyau d'évent sera suffisamment élevé ;

10° Les fumiers qui ne pourront être conservés dans des trous couverts devront être enlevés chaque jour avec les précautions prescrites par le règlement ;

11° Le sol des écuries devra être rendu imperméable dans la partie qui reçoit les urines ; elles seront tenues avec la plus grande propreté ; les ruisseaux qui reçoivent l'écoulement des urines seront lavés plusieurs fois par jour ;

12° Les combustibles destinés à la cuisson des aliments ou au chauffage doivent être brûlés dans des appareils communiquant librement avec l'air extérieur tels que cheminées, poëles, fourneaux munis d'une hotte ; cette recommandation est surtout faite en vue des combustibles qui, tels que le coke et la braise, ne donnant pas de fumée, sont considérés à tort par beaucoup de personnes comme pouvant être impunément brûlés à découvert dans une chambre habitée ; — (Voir l'instruction du Conseil de salubrité du 10 novembre 1848.)

13° Les ruisseaux des cours communes et passages qui recoivent les eaux ménagères et les conduisent à ceux de la rue doivent être exécutés en pavés, en pierre ou en fonte, les joints en seront faits avec soin et les pentes régulières de manière à permettre des lavages faciles, et à empêcher toute stagnation d'eau ;

14° Imposer aux propriétaires, en vertu de la loi nouvelle sur les logements insalubres, le blanchissage à la chaux du plafond et des murs intérieurs de toute vieille maison mise en location ou habitée par d'autres que ceux-ci ;

15° Prévenir par de sages conseils, par des remontrances faites avec une bienveillante réserve l'agglomération des ménages dans des demeures trop restreintes,

MAISONS GARNIES : LOGEURS, CHAMBRÉES. — L'administration municipale a toujours exercé une surveillance plus ou moins active sur les aubergistes et les logeurs, Des règlements de police déterminent, d'une manière précise, les formalités et les obligations qui leur sont imposées. Malheureusement nous n'avons trouvé dans les mesures diverses prescrites par l'Edilité de notre ville, rien absolument rien qui eût rapport à la salubrité de ces établissements. Tout se borne à exiger des logeurs la déclaration préalable de leur profession, de leur domicile et à leur faire tenir un régistre sur lequel ils doivent inscrire les noms des individus qu'ils recoivent, sous peine d'amende.

Lorsque, comme nous, on n'éprouve aucune répugnance à pénétrer assez fréquemment dans les chambrées communes des ouvriers appartenant à certaines professions, à visiter les bouges infectes où, moyennant une rétribution de 5 à 6 francs par mois, de 20 à 30 centimes par nuit, les vagabonds, les mendiants, les banquistes, et cette population toujours errante, de gens sans aveu venant de la prison ou du bagne, on se trouve au milieu d'un foyer d'émanations à odeur aigre, nauséeuse, dans lequel chaque individu manque d'air respirable. Ainsi, il n'est pas rare de voir des chambres sans cheminées, sans ventilation, dont la capacité n'admet pas plus de 24 mètres cubes d'air, recevoir pendant la nuit 12 à 18 personnes qui couchent pêle-mêle sur cinq ou six misérables grabats. Les parois des murs sont noires et humides, tapissées de crachats et d'ordures, le plancher est garni cà et là de quelques carreaux brisés ou hors de place, et le jour qui éclaire ces immondes réduits n'y pénètre bien souvent qu'en se glissant à travers une cour

étroite, ou des rues obscures et mal ventilées ; les escaliers, les latrines sont d'une saleté dégoutante.

L'administration ne devrait-elle pas astreindre les logeurs de cette catégorie à tenir leurs chambrées dans
d'autres conditions de salubrité ; la loi sur les logements
insalubres ne lui donne-t-elle pas toute latitude possible
pour faire nettoyer ou fermer toutes ces étables ? Faudra-
t-il longtemps encore lui faire entendre nos doléances
sur les fâcheuses conséquences d'un aussi triste état de
choses ; non sans sans doute, la confiance que nous
avons dans sa sollicitude pour tout ce qui peut être fait
dans des vues d'utilité publique, nous permet d'espérer
qu'elle prendra les mesures nécessaires pour faire dis-
paraitre de pareils abus.

Nous lui proposons donc de n'accorder la permission
d'ouvrir un garni, ou une chambrée que dans le cas où
le logeur s'engagerait à remplir les conditions suivantes :

1° Les murailles, les boiseries des chambrées seront
blanchies à la chaux une ou deux fois par an ;

2° Les latrines et les tuyaux de descente pour les eaux
ménagères seront tenus dans un état de propreté convenable ;

3° La capacité d'un cabinet ou d'une chambrée devant
être en rapport avec le nombre des personnes qui peuvent les habiter, l'administration municipale fera déterminer par un de ses agens, l'étendue, les dimensions des
chambres et cabinets garnis. Le nombre de lits sera ré-
glé de telle sorte qu'il y ait au moins 14 mètres cubes
d'air pour chacun ; les logements devront être convenablement ventilés.

4° Les locaux qui ne recevraient pas directement l'air

de la rue, ou d'une cour suffisamment étendue, ceux dont l'humidité ne saurait être détruite par une aération convenable, ne pourront être loués en garni pour le coucher.

RUES. — La propreté des rues exigerait que les immondices fussent conservées dans les maisons jusqu'au passage des voitures destinées à leur enlèvement. Ce passage aurait lieu plusieurs fois par jour, à des heures fixes, et serait annoncé par le son de la petite cloche adaptée depuis quelque temps au tombereau des boueurs. De cette façon, les ordures ramassées dans les maisons seraient immédiatement portées de celles-ci dans la voiture d'enlèvement; ce serait le seul moyen peut-être à mettre en pratique pour qu'il n'y ent plus dans nos rues une production de boue, incessamment due à la dispersion et au broiement par les piétons et les voitures, de ces innombrables petits tas d'immondices déposées a toute heure du jour sur la voie publique et dans les ruisseaux, par nos ménagères.

Pour rendre plus complets encore l'assainissement et la propreté de nos rues, il faudrait : 1° que toutes les eaux ménagères pussent couler jusqu'à l'égout le plus prochain, sous des trottoirs en encorbellement. *Voir*, ainsi que je l'ai dit plus haut, *les trottoirs de la rue du Commerce* ; 2° que l'on construisît des urinoirs sur un plus grand nombre de points de la ville; 3° que l'on établisse, dans les quartiers populeux et près des places et des halles, des latrines publiques gratuites, qui seraient construites de telle sorte qu'elles puissent être à l'usage des deux sexes, et ne pas être salies par les personnes qui s'y rendraient.

Les urinoirs que l'on rencontre dans quelques unes

de nos rues, ont été établis sans soin, sans prévoyance, et ne sont jamais nettoyés ni lavés; ils ne reçoivent qu'une personne, et encore celles qui en font usage se salissent-elles en urinant; l'exiguïté de leur surface fait que l'on urine tout aussi souvent à l'entour de la plaque que contre celle-ci; — on reconnaît leur emplacement à la grande quantité d'urine qui baigne le sol, infecte les eaux du ruisseau dans lequel elle s'écoule en partie, et à l'odeur désagréable que sa fermentation exhale.

L'urine qui n'est pas répandue sur le sol est recueillie dans des appareils placés au-dessous des pissoirs, et utilisée en agriculture. M. Chevalier, dans son excellente notice sur le nettoiement de la ville de Paris, partage l'opinion du docteur Bayard, de mettre dans les pissoirs une petite quantité de goudron à l'effet d'enlever à l'urine sa propriété fermentescible.

Les industriels qui ont été autorisés à établir des urinoirs sur la voie publique devraient les entretenir en bon état, et en faire opérer le nettoiement et le lavage assez souvent pour qu'ils fussent constamment propres, et qu'il ne s'en exhalât aucune mauvaise odeur.

Il est sans doute bien important que les rues les plus larges, les plus fréquentées de notre ville soient soumises à des mesures sanitaires, à des soins de propreté tout particuliers; mais en face de ces mesures d'une utilité capitale, on est frappé d'étonnement à la vue de la négligence, de l'extrême malpropreté qui règnent dans certains quartiers.

Cet état de choses fait douter si jamais un agent de l'autorité a passé là, et a pris quelque souci des contraventions qu'il pouvait constater.

L'insuffisance de l'eau pour les usages domestiques et la propreté de la voie publique est un inconvénient qui exerce sur la santé des classes ouvrières la plus déplorable influence ; il est des quartiers pauvres dans lesquels l'eau fournie à un grand nombre de ménages provient d'un courant qui n'est situé qu'à quelques mètres au-dessous du sol, et dont le produit n'offre aucunes garanties de salubrité. Un maire, un conseil municipal, qui parviendraient à pouvoir fournir à chaque habitant de l'eau non seulement de bonne qualité, mais encore en quantité considérable, rendraient à la population un service bien autrement important que s'ils faisaient élever à grands frais une salle de concert, un théâtre, ou une statue à un grand homme dont le nom est oublié, ou le génie incompris. Il faut à l'ouvrier, à la maison du pauvre, de l'eau, beaucoup d'eau, si l'on veut qu'ils contractent des habitudes d'ordre et de propreté. Celle de la fontaine est souvent trop éloignée, ils apprennent à s'en passer ; il faut les contraindre à faire ce qui leur est utile ; c'est à l'administration d'aviser.

Une ville qui n'a pas assez d'eau et qui compte pour arroser ses rues, pour nettoyer ses égouts, sur les pluies d'orage, n'est pas à la hauteur des progrès toujours croissants de la civilisation, ne donne pas à la santé des citoyens une sécurité suffisante. Or, lorsqu'il lui est possible d'avoir désormais, à sa disposition, beaucoup d'eau dans les cas d'incendie, de procurer à un bas prix, et de bonne qualité, aux particuliers toute celle que leurs besoins exigent, l'administration manquerait à ses devoirs si, dans sa vigilante sollicitude pour le bien public, elle ne venait en aide à la prompte exécution du projet qui lui est soumis. La haute importance d'une création qui promet de si grands avantages à la salubrité de Tours et à la santé de ses habitants, nous fait désirer ardemment que les considérations d'argent ne soient plus un obstacle sérieux à la mise en pratique de cette excellente idée.

§ 2. — Établissements industriels.

L'industrie qui a pour objet la préparation de la laine, du coton, de la soie, du lin, du chanvre, des poils et crins emploie 6 maîtres, 202 ouvriers mâles, 152 femmes, c'est-à-dire 360 individus. Les machines, le fer et les ustensiles, 37, les manufactures diverses 87; total général 484.

Peu d'établissements affectés à ces divers genres d'industrie nous ont présenté de bonnes conditions sous le rapport de l'hygiène et de la salubrité.

Quelques ateliers ont une hauteur et une largeur convenables, sont bien éclairés, bien ventilés; ceux-là sont de construction moderne et forment exception, car ils ne laissent rien à désirer.

Un reproche que la plupart de nos fabriques méritent c'est que l'air y circule difficilement, c'est que, dans quelques-unes, les croisées à jour dormant s'opposent au renouvellement de l'air qui a servi pendant un temps plus ou moins long à la respiration d'un certain nombre de personnes.

Souvent les lieux d'aisance sont placés dans l'intérieur même de l'établissement; objet de dégoût et de malpropreté, leur mauvaise disposition contribue à maintenir dans les ateliers la viciation de l'air, état qui finit à la longue par avoir une influence fâcheuse sur la santé des ouvriers, et qui donne naissance à des maladies que l'on attribue souvent à d'autres causes.

Les fabriques où règne toujours une grande propreté, où les ateliers bien aérés, ont des dimensions en rapport avec le nombre des ouvriers occupés, comptent bien moins de malades que les établissements où ces conditions n'existent pas.

L'industrie de la laine emploie à Tours un assez grand nombre d'ouvriers. Les premières préparations de ce produit sont le triage, le lavage, le battage et le peignage.

Le triage de la laine en suint est d'une saleté extrême, d'une odeur repoussante, et cependant les ouvriers chargés de cette opération nous ont toujours paru dans de bonnes conditions de santé.

Le lavage soit à froid soit à chaud, se faisant à l'air libre, n'a rien de particulièrement insalubre.

Le battage, soit qu'il ait lieu à la mécanique, soit qu'il se fasse en plein air exerce assez souvent une influence défavorable sur la santé de l'ouvrier, par le fait de l'absorption par les poumons d'une certaine quantité de poussière; de la fatigue; quelques légères affections des bronches; point de causes graves d'insalubrité.

Telle est, en résumé, l'action de l'industrie lainière sur la santé des ouvriers.

Je dirai peu de choses de la santé des ouvriers employés aux préparations de la soie; les opérations qui, dans cette industrie, présentent des causes d'insalubrité, comprennent un trop petit nombre d'individus pour former un chiffre notable de la population ouvrière.

Les tisserands en soierie travaillent dans des chambres, en général, bien éclairées; la hauteur des métiers dont

ils font usage, exige des conditions d'aération favorables
à la santé, en ce sens qu'elles contrebalancent les mauvais effets de l'entassement de la famille dans une habitation ordinairement trop étroite ; circonstance si importante dans l'hygiène des ouvriers.

<h3 style="text-align:center">§ 3. — Établissements dangereux, insalubres
ou incommodes.</h3>

Les ateliers auxquels la législation des établissements
à émanations incommodes, dangereuses et insalubres est
applicable, sont disséminés en assez grand nombre dans
notre ville ou dans ses faubourgs.

Parmi ceux qui sont rangés dans la 1re classe, on trouve
des amidonneries ; des porcheries ; des dépôts de pou-
drettes et fabriques d'engrais ; des fonderies de suif ; des
fabriques d'allumettes chimiques ; un atelier d'artificier ;
des dépôts de boues et d'immondices ; des dépôts d'os,
de débris d'animaux ; une fabrique de cordes à instruments ; des triperies ; une fabrique de produits chimiques ; le rouissage du chanvre au pavé du Plessis.

A la seconde classe appartiennent les établissements
suivants qui sont en exercice. Une fabrique de bitume
en planches ; une briqueterie ; des buanderies sans écoulement constant de leurs eaux ; un atelier de carton-
nier ; des fabriques de chandelles ; des fabriques de chapeaux dont les foules sont établies sur la rue ou dans
des cours habitées ; des fabriques de chapeaux de soie
préparés avec un vernis ; des magasins de charbon de
bois ; des dépôts de chiffons ; des ateliers de corroyeurs ;
des dépôts de cuirs verts ; des fabriques de faïence et de
poterie ; un établissement d'éclairage par le gaz hydro-

gène ; des fabriques de liqueurs ; des machines et chau-
dières à feu à haute pression ; des moulins à broyer le
plâtre ; des fabriques de pipes à fumer ; des fours à plâtre ; des dépôts de salaisons ; une filature de soie.

La troisième classe comprend les brasseries ; les buanderies à écoulement constant de leurs eaux ; les chantiers
de bois à brûler ; les dépôts de charbon de bois ; les établissements de ciriers ; les ateliers de teinturiers dégrais-
seurs ; une fabrique de fécule de pomme de terre ; des
ateliers d'étamage de glaces ; des lavoirs à laine.

————

Les règlements administratifs en vigueur imposent aux
établissements que je viens de citer des conditions d'é-
loignement des lieux habités. Il serait important de s'assurer si tous ceux qui ont été formés après le décret du
15 octobre 1810 ont obtenu l'autorisation nécessaire à
leur existence, si tous suivent exactement les conditions
qui leur ont été imposées, si tous les appareils respectifs
de ces établissements ont été établis et maintenus dans
l'état prescrit. Quant à ceux qui sont antérieurs au
décret, ils ne sont pas sans doute dispensés pour cela
de se conformer aux mesures exigées dans l'intérêt de
l'hygiène et de la salubrité publique. Tous devraient
donc être l'objet d'une surveillance active et constante.
Malheureusement les plaintes qui s'élèvent sur cette importante matière sont souvent justes, les abus qu'elles
signalent faciles à vérifier.

Il y aurait beaucoup trop à dire s'il fallait entrer dans
des détails de cette nature ; les investigations auxquelles
se livre le Conseil d'hygiène, les observations qu'il

transmet à l'autorité, sur ce qu'il reste à faire pour voir disparaître de tous les quartiers de la ville les diverses causes d'insalubrité que l'on y rencontre, ne sauraient rester plus longtemps sans produire des résultats heureux.

Dans cette étude des questions relatives à l'assainissement de la voie publique et des habitations, à l'éloignement des ateliers industriels non autorisés, notre devoir est non seulement d'éclairer l'autorité, d'éveiller son attention sur la situation hygiénique de la cité, mais encore de réclamer dans l'application des règlements une exécution à la fois ferme et intelligente. Des nombreux faits qui nous ont présenté des conditions hygiéniques à réaliser, il en est un sur l'incommodité et l'insalubrité duquel nous ne saurions garder le silence, je veux parler de l'état de la voie publique, et de l'insalubrité de certaines rues comprises dans la section de Saint-Jean-des-Coups, au sud-ouest de Saint-Pierre-des-Corps, quartier si cruellement décimé par le choléra en 1849. Il y a dans cette partie de la ville un détail immense d'améliorations à faire. Déjà, nous avons parlé des maisons que l'on y rencontre, de leur mauvaise construction; de leurs rez-de-chaussée au-dessous du sol extérieur, obscurs, humides; des cabinets trop étroits où l'on couche; des lieux d'aisances mal tenus, mal construits; des escaliers noirs et sales; des cours mal aérées, mal pavées; des caniveaux infects et d'autres vices qui font de plusieurs de ces habitations de véritables foyers d'infection. — Nous avons dit aussi combien était grande la misère de la plupart des habitants de ce quartier. Ce n'était pas assez. — Outre ces éléments d'insalubrité que l'on peut rencontrer dans d'autres quartiers aussi pauvres, cette section est dans des conditions que l'on ne trouve nulle part ailleurs. Chaque jardin a ses dépôts de fumier, provenant presque toujours, soit des boues et des immondices de la ville, soit des résidus de quelques fabriques, auxquels on mêle de la paille détrempée dans les ruisseaux de nos rues.

Un autre désavantage pour la salubrité du quartier de Saint-Pierre-des-Corps, provient de la stagnation de l'eau des ruisseaux dans les rues. Depuis l'inondation de 1846, ces eaux sont dirigées vers le fossé de ceinture, or comme la pente ne présente pas une inclinaison suffisante, il s'ensuit que, pendant la plus grande partie de l'année, leur cours est tout à fait nul. Ainsi l'angle nord-ouest de la place de l'Église, de nombreuses portions de la rue du Mail, sont de véritables cloaques, impraticables en temps de pluie, insalubres et infectes durant la saison chaude. Cet égout à ciel ouvert, qui, d'un côté aboutit à l'église, de l'autre à l'extrémité sud de la rue Saint-Jean-des-Coups près le mail Heurteloup, est quelquefois nettoyé, mais en balayant ces eaux sales et croupies, en remuant le fond et en étalant la lie du ruisseau sur les côtés non pavés de cette voie de boue et d'immondices, on ne fait autre chose que d'augmenter la masse des exhalaisons putrides, et de rendre leur absorption plus facile.

Les aboutissants du quai à la rue de Saint-Pierre-des-Corps sont, sous le rapport de la voirie, dans le plus déplorable état.

En présence de pareils faits, il conviendrait que l'autorité municipale ordonnât les prescriptions suivantes :

1° Désormais, les dépôts de fumiers des rues, et de toutes les matières qui, en général, donnent lieu à des émanations infectes seront établis à une distance de 500 mètres au moins des habitations.

2° Ces dépôts ne pourront être maintenus à proximité des habitations que dans le cas où la désinfection en aura été opérée, n'importe par quels procédés, et n'aura donné lieu à aucune plainte motivée.

3° Les bondes dont la fermeture a été opérée en 1846 seront rétablies, le eaux pluviales et ménagères seront déversées dans la Loire.

4° La rue principale de Saint-Pierre-des-Corps, présentant plusieurs points où la pente peut être abaissée de 40 à 50 centimètres, le nivellement actuel sera rectifié, et les eaux cesseront d'être dirigées vers le fossé de ceinture par la rue du Mail, dont le mauvais entretien porte un préjudice grave à la salubrité du quartier.

DES CIMETIÈRES. — La ville de Tours renferme dans son enceinte deux cimetières; l'un est désigné sous la dénomination de Cimetière de l'Est, l'autre sous celle de Cimetière de l'Ouest.

Le Cimetière de l'Est, situé rue Saint-Jean-des-Coups est clos de murs de 2 mètres au moins d'élévation, et entouré au midi de plantations essence de peupliers; son entrée ferme au moyen d'une porte d'une hauteur et d'une solidité convenables. Sa superficie est de 2 hectares 17 ares, distribués ainsi qu'il suit:

Terrain destiné aux inhumations, 1 hectare 39 ares.

Réserve du curé Simon pouvant être affectée à la même destination, $0^m,35$ ares;

Jardin, cour et bâtiments, $0^m,43$ ares.

Chaque fosse ouverte a 2^m de profondeur sur 0^m 80 de largeur. La distance de l'une à l'autre est de 0^m 40 sur les côtés, et de 0ᵐ 30 à 0ᵐ 50 à la tête et aux pieds.

L'emplacement de chaque fosse avec ses distances légales étant de 3 mètres carrés 2,661 millimètres, il résulte qu'après déduction faite de 800 mètres carrés pour les allées et les emplacements occupés par les concessions perpétuelles et temporaires, il reste un espace de 13,100 mètres carrés, pour les besoins du service; espace suffisant à 4,010 inhumations faites conformément aux prescriptions de l'article 5 du décret du 23 prairial an XII.

La moyenne annuelle des inhumations dans les cimetières des paroisses de la ville, pendant les dix années qui ont précédé 1850 étant de 660, on trouve, en cherchant le rapport de ce chiffre avec 13,100 mètres carrés, qu'il s'écoulerait 6 ans 27 jours, à partir du jour de l'inhumation, avant qu'il fût indispensable de faire l'ouverture d'une fosse pour une nouvelle sépulture.

Si vous doublez l'espace nécessaire aux besoins du service et aux concessions, qu'au lieu de la porter à 800 mètres carrés, vous l'éleviez à 1,600 mètres carrés, et que vous mettiez le nombre des inhumations de TOUTE LA VILLE à 700 au lieu de 600, jeur chiffre moyen, il est évident que les fosses ne seront renouvelées qu'au bout de 5 ans 33 jours.

Du reste, lorsque l'administration municipale le voudra, il lui sera facile par une mesure éminemment utile, de faire cesser les résistances irréfléchies, qui s'opposent à ce que l'on affecte aux besoins du service la portion de terrain léguée par le curé Simon. Il y aura place alors pour 947 tombes de plus, et les fosses ne recevront de nouveaux hôtes que tous les sept ans.

Le sol étant composé inférieurement de terre végétale, laquelle est recouverte de remblais très-fortement calcaires, présente, dans cette condition, les éléments les plus favorables à la décomposition putride des matières animales, à leur conversion en terreau. Des expériences directes dues à d'habiles chimistes, Lémery, Hunault, Orfila, Devergie, etc., ont démontré que, dans les terrains de cette nature, la putréfaction parcourt ses périodes d'une manière plus rapide que dans tout autre.

L'eau d'infiltration qui, dans les hivers pluvieux s'élevait à 1 mètre 80 centimètres a cessé de se montrer depuis que des travaux hydrauliques ont baissé le niveau général des eaux dans le bassin de Tours.

Des faits qui précèdent, il est permis de conclure 1° que la position du cimetière à L'EST de la ville est la plus salubre de celles que l'on pourrait choisir dans l'intérêt de la santé publique, puis que le vent d'est ne souffle que 17 jours par année ; 2° que la constitution du sol réunit toutes les conditions favorables à la décomposition des corps ; 3° que, par suite de l'abaissement du niveau général des eaux dans le bassin de Tours, l'eau d'infiltration ne pénètre plus les fosses ; 4° que l'étendue du terrain destiné aux sépultures est sept fois plus considérable que l'espace nécessaire aux inhumations de TOUTE LA VILLE.

Pour établir l'ordre dans la portion de terrain destiné aux inhumations communes, et retrouver facilement l'emplacement où chaque individu aura été inhumé il conviendrait de creuser les fosses sur des alignements tracés et limités par des bornes placées à chaque extrémité de la ligne ; ces bornes indiqueraient par des chiffres le numéro d'ordre du rang.

Les numéros des rangs et des fosses seraient rapportés sur un plan du cimetière dressé à l'échelle d'un centimètre pour un mètre, et déposé chez le concierge.

Un registre coté et paraphé par le maire comprendrait pour les inhumations communes le numéro du rang, celui de la fosse, la date de l'inhumation, les nom et prénoms du défunt, tels qu'il seraient inscrits sur le permis d'inhumer, et l'âge du décédé.

Lors des inhumations dans un terrain concédé, aux formalités précédentes on ajouterait la nature de la concession, perpétuelle ou temporaire, et la surface carrée du terrain concédé.

Dans le cas où une exhumation serait autorisée ou prescrite, on inscrirait audit registre, en regard du nom de la personne dont le corps serait exhumé, la date de l'autorisation ou de la réquisition, le nom et la qualité du magistrat qui l'aurait délivrée, et le lieu où le corps aurait été transféré.

Il devrait être défendu (et cela conformément au décret du 7 mars 1808, et à l'instruction ministérielle du 30 décembre 1843), d'élever aucune habitation ni de creuser un puits à moins de 100 mètres du cimetière.

Je ne parlerai pas du cimetière de l'ouest; chargé par l'administration municipale d'examiner cet établissement au point de vue de l'hygiène et de la salubrité publique, j'ai, dans un rapport circonstancié, constaté les inconvénients résultant de son état actuel, et mon avis a été qu'il y avait lieu d'en interdire l'usage.

DE LA MORGUE. — Le lieu destiné à recevoir les cadavres des individus dont l'état civil est ignoré consiste dans une salle basse de la rue du Petit-Gars, longue de trois mètres sur deux de large, éclairée par une fenêtre sur la rue, et communiquant, au moyen d'un vitrage grillé, à la pièce d'entrée du dispensaire. Les corps sont exposés sur un lit de camp. Le plancher est pavé, mais par suite du mauvais assemblage des pierres, l'eau y stagne avec le sang et les liquides putrides qui suintent des cadavres. Le plafond a trois mètres cinquante centimètres de hauteur; il est sans ouverture; l'étroitesse du local, son défaut de ventilation, font de ce lieu un foyer d'infection insupportable dès qu'un corps y a séjourné quelques heures. On est obligé, pour donner de l'air à ce sale cloaque, d'ouvrir la porte qui donne sur la salle du dispensaire et la fenêtre de la rue.

Cette pièce, malgré son exiguïté, tient à la fois lieu de séchoir, de lavoir, de réservoir et de salle d'autopsie pour les ouvertures judiciaires. Tout cela se trouve, comme je le disais tout à l'heure, dans un espace de quelques mètres carrés, espace tellement étroit que, la plupart du temps, la civière qui apporte les corps ne peut y pénétrer en entier, et que l'on est contraint d'en retirer, devant la foule qui toujours abonde, les cadavres putréfiés, par fois couverts d'immondices et de boue, et d'offrir ainsi à la curiosité de tous, le spectacle le plus dégoûtant.

Considéré sous le rapport de la salubrité, cet établissement est, dans certaines circonstances, le centre actif d'un dégagement de miasmes dont les effets sont d'autant plus à craindre qu'ils agissent sur une population pauvre, mal nourrie, mal logée, et que le quartier dans lequel il est situé ne se compose que d'habitations étroites, humides, mal éclairées, de construction ancienne, et dont les logements ne sont presque jamais en rapport avec le nombre des individus qu'ils contiennent.

Au point de vue de la morale publique, il est déplorable de voir un père reconnaître le corps de son fils, un parent celui de son parent, alors que ce cadavre est étendu sur le sol, que les vêtements qui le recouvrent sont sales et en désordre, imprégnés d'une fange infecte, ou dispersés çà et là dans la vase sanguinolente qui baigne le pavé. Pour compléter ce tableau qui n'a rien d'exagéré, j'ajouterai que les visites du dispensaire ont lieu deux fois par semaine dans une salle attenant à ce misérable local, et que pendant cette opération qui dure deux heures environ, les femmes reçoivent les émanations qui s'exhalent des corps exposés.

Les autopsies judiciaires se pratiquent dans cette pièce où l'on ne trouve pas même une table pour placer un cadavre !

Le but que l'on se propose en créant une morgue, étant essentiellement lié à l'intérêt des familles, puisqu'il a pour objet de faire constater les décès d'un ou plusieurs de leurs membres, il serait du devoir d'une bonne administration de faire construire une maison mortuaire qui réunirait à l'observation des convenances, au respect dû aux morts, toutes les conditions d'utilité et de salubrité que l'on est en droit d'attendre d'un établissement de cette importance. Voici ce que nous proposons :

1° Emplacement sur le quai du port de Bretagne ou du vieux port ;

2° Salle d'exposition des corps au nord ;

3° Un lavoir ; un séchoir ; une salle d'autopsie pour les ouvertures de corps, qui pourrait également servir de lavoir, et qui serait garnie d'armoires destinés à serrer des bouteilles de chlorure de chaux, des réactifs chimiques, des instruments indispensables aux autopsies; des balances pour les nécropsies des enfants nouveaux-nés ;

4° Une loge de concierge, dans laquelle serait une boîte de secours pour les noyés et les asphyxiés par le charbon.

§. 4. — **Prostitution.**

Les maisons de prostitution sont des foyers d'infection légalement patentés et domiciliés, pouvant compromettre plus gravement la santé publique que les établissements dont nous venons de parler, quelle que soit la nature de leurs procédés et de leurs produits. La surveillance toute spéciale dont ces maisons sont l'objet, l'action de la police médicale qui a pour conséquence nécessaire la diminution de la proportion des filles malades aux filles saines et la réduction du nombre de chances d'infection syphilitique, tels sont les principaux points de vue que nous allons parcourir.

Dispensaire. — Le dispensaire établi à Tours pour les femmes publiques, dans l'intérêt de l'ordre et de la salubrité, est un établissement municipal.

Le personnel de l'administration se compose de M. le commissaire central de police, sous l'autorité de M. le Maire ; de quatre docteurs en médecine et d'un agent de police secrétaire ou commis aux entrées.

Le commissaire directeur a dans ses attributions l'enregistrement et la radiation des filles publiques ; la délivrance des cartes de sûreté; la recherche des filles retardataires à la visite ; l'admission à l'hospice pour traitement d'après le certificat du médecin constatant l'infection ; la proposition d'établissement ou de suppression des maisons de tolérance, etc., etc.

Les attributions particulières des médecins consistent à visiter régulièrement les filles publiques, aux heures, aux jours et dans l'ordre arrêtés par le Maire ; à constater leur état de santé ou de maladie ; ils délivrent, après visite, les certificats de santé aux femmes qui arrivent ou qui partent ; à celles qui demandent leur inscription ou leur radiation.

Classement des filles publiques. — Les filles publiques sont divisées en deux classes, suivant qu'elles vivent séparément ou en commun. Les premières, dites isolées, ne sont pas tenues de fournir un répondant. Les secondes, dites en maison, sont sous la responsabilité de la maîtresse de maison.

Les maîtresses de maison sont tenues de se conformer aux dispositions suivantes : 1° Tenir un registre des noms, prénoms, lieu de naissance et âge des filles avec la date d'entrée et de sortie, lequel registre est coté et paraphé par le commissaire de police du quartier ; 2° faire connaître dans les vingt-quatre heures au commissaire central les mutations survenues ; 3° conduire a la visite hebdomadaire du dispensaire les filles inscrites ; 4° exiger la présence de celles-ci à la visite à domicile ; 5° n'admettre aucune fille mineure ; 6° prévenir le désordre et le scandale à l'extérieur comme à l'intérieur de la maison, ne pas tenir débit de boissons, etc.

L'inexécution d'une seule de ces conditions donne lieu à la suspension et même à la suppression du livre de tolérance.

Les filles isolées sont soumises comme les filles de maison à deux visites par semaine. Celles dites entretenues, qui ont été inscrites sur la matricule générale, peuvent obtenir la faveur de n'être pas appelées au dispensaire et d'être visitées à domicile par le médecin de service, pendant un espace de temps plus ou moins long.

Prostitution clandestine. — Les filles convaincues de se livrer à la prostitution clandestine peuvent, sur l'autorisation du maire, être inscrites d'office et assujéties au règlement du dispensaire.

Inscriptions. — Le nombre des femmes inscrites sur la matricule générale est aujourd'hui de 80, réparties ainsi : 62 femmes de maison ; 18 isolées ; on compte 14 maisons de tolérance. En 1838, la moyenne des filles publiques inscrites et des maisons de tolérance était plus en rapport avec le chiffre de la population, leur nombre s'élevait à 100, et celui des maisons à 30. Ce chiffre officiel est de beaucoup inférieur à celui des femmes qui se livrent à la prostitution, et au nombre des maisons ou des cabarets de bas étage qui vivent du tribut de la débauche clandestine.

Ce nombre inconnu, en prenant pour moyenne le chiffre le plus modéré, est de 240 environ, c'est à dire 160 en sus des 80 inscrites. Or, l'expérience ayant prouvé qu'on trouve toujours au moins un tiers de plus de malades parmi les filles non inscrites, si 80 filles surveillées donnent 8 malades, 160 non surveillées en fourniront 24.

Voilà donc constamment, en libre travail d'infection, et de propagation à l'infini, un nombre considérable de foyers syphilitiques des plus actifs et des plus redoutable, car il est aussi d'observation que les prostituées qui échappent à toute surveillance, que les femmes *ambu-*

lantes que l'on rencontre aux guinguettes des barrières, et dans le voisinage de nos casernes présentent les cas les plus graves.

Il est au pouvoir de l'administration d'empêcher que la prostitution ne soit livrée à elle-même. Les ressources dont elle dispose sont plus que suffisantes pour donner une impulsion plus efficace encore à la surveillance sanitaire des différentes classes de prostituées.

La triste nécessité de règlementer la prostitution par des mesures plus rigoureuses, est, pour tous les esprits sérieux, un fait incontestable.

Il ne suffit donc pas de renvoyer dans son départemet ou du moins d'interdire le séjour de la ville à toute fille publique qui, à son arrivée, est malade ; de l'empêcher de se soigner à ses frais ; il y a bien d'autres mesures à prendre dans l'intérêt général.

Et d'abord, nous croyons qu'il est urgent que l'autorité supérieure rapporte l'ordre de ne pas admettre à l'hospice les filles non inscrites, atteintes d'une affection vénérienne, alors même qu'il serait constaté jusqu'à l'évidence qu'elles fréquentent habituellement les maisons à partie, les lieux de prostitution, les filles isolées, les soldats etc. etc.

Pense-t-on qu'une fille'que l'on a refusé d'admettre à l'office des vénériennes aimera mieux mourir de faim que de courir le risque d'infecter l'ouvrier ivre qui a quelque ar_gent dans sa poche ? Que résulte-t-il donc de cette mesure si contraire au but que l'on se propose ? Admettons que l'ivrogne infecté est marié, il communique la syphilis à sa femme qui la transmet, à son tour, à son nourrisson. Le père n'ose pas confier à sa compagne la nature du mal dont elle est atteinte, celle-ci en ignore les conséquences et lui laisse étendre ses ravages; bientôt la famille entière, hors d'état de travailler pour subvenir à ses besoins, vit en parasite, pendant deux mois, des secours de la charité publique.

La mort, dit William Acton dans son *Traité de la syphilis*, moissonne un grand nombre d'enfants infectés de cette manière. Sur 244 cas de décès imputables à la syphilis, il y en a eu 179 appartenant à des enfants au-dessous d'un an. (*Registre general* 1846 et 47.)

Une administration qui ferme la porte de l'hôpital à la malheureuse créature en proie à la contagion, par ce motif que sa conduite, toute contraire aux mœurs qu'elle fût, a trompé la vigilance de la police; une administration qui la ferme aux ouvriers indigents infectés, *est plus coupable que si elle laissait vaguer librement dans la ville les serpents venimeux et les chiens enragés.* (Parent du chatelet.)

Ce refus de secours, ce système d'intimidation envers les pauvres et les ouvriers atteints de syphilis font-ils que ceux-ci s'abstiennent? Non. Faute de soins, leur mal empire de jour en jour et, pendant toute sa durée, eux aussi sont des foyers permanents de contagion. Bien souvent consulté par des individus de cette classe, qui, avaient été forcés de cacher leurs maladies, nous les avons trouvés dans le plus déplorable état. Voici un fait grave. A chaque session de cour d'assises, nous avons la triste mission de déclarer que l'accusé du crime d'attentat à la pudeur a presque toujours obéi à cet odieux préjugé si malheureusement répandu dans le peuple, qu'un homme affecté de blennorrhagie chronique ne peut guérir radicalement qu'en la communiquant à un enfant impubère. Nous avons examiné en 1840, un jeune ouvrier atteint

de chancres à la verge qui était détenu sous la préven-
tion d'avoir donné sa maladie à une petite fille de 2 ans...
cet enfant était sa nièce ! Le préjugé s'était montré plus
fort que la nature.

N'est-il pas parfaitement logique de croire que si les
vénériens appartenant aux classes inférieures, étaient
admis à l'hôpital, la société aurait moins souvent à gémir
sur des crimes qui impriment au front de ceux qui les
commettent une souillure ineffaçable ?

Quant à cette foule de femmes qui trouvent dans la
prostitution clandestine un moyen d'existence, ou dont
la vie de débauche, pleine de séductions et de ruses,
glisse inaperçue du personnel de la police, l'autorité
publique se trouve grandement intéressée à ne pas les
exclure de nos établissements charitables, à leur donner
toute espèce de facilité pour le traitement des maladies
vénériennes dont elles pourraient être atteintes.

L'administration, par ses divers arrêtés relatifs à la
prostitution, à l'organisation des médecins inspecteurs,
montre chaque jour combien sa vigilance est active
pour arrêter la propagation de la maladie vénérienne. Un
grand pas a été fait depuis quelques années, mais il faut
en faire un plus grand encore pour atteindre le but si
louable qu'elle se propose. De nouveaux efforts, de nouveaux soins peuvent hâter les effets de sa sollicitude sur
ce point. Observer, conseiller, là se borne notre mission ;
prévenir, préserver c'est le devoir de nos Édiles.

1° La première mesure de police médicale et la plus
efficace de toutes, consisterait selon moi à séquestrer les
malades, c'est-à-dire, à les admettre à l'hospice, lors
qu'ils justifieraient d'un domicile de six mois en ville, et
que les symptômes qu'ils présenteraient seraient primitifs,

car ceux-là sont, sans contredit, les plus évidemment et les plus essentiellement contagieux.

L'établissement au dispensaire, de consultations publiques et gratuites avec pansements et distribution de médicaments n'offrirait qu'une ressource incomplète en n'isolant pas les malades ; toutefois, elles ne seraient pas sans une utilité réelle pour cette classe de malades qui, sans être indigents, ne peuvent supporter les dépenses d'un traitement anti-vénérien, et qui ont assez de moralité pour ne point favoriser la transmission de la maladie.

2° Réprimer plus sévèrement la vente des remèdes secrets ;

3° Exercer une surveillance très-active non seulement sur les maisons de prostitution, mais sur la prostitution elle-même, quelle que soit sa forme et quels que puissent être les subterfuges auxquels elle a recours pour se soustraire à l'action de la police.

4° Dans l'intérêt de la santé publique, comme dans celui de la morale, le nombre des maisons tolérées devrait être augmenté, et non restreint progressivement, ainsi que cela se fait chaque jour ; on aurait un moyen d'action plus direct sur la prostitution isolée, et sur les mauvais sujets qui se cachent dans les coins obscurs de ces honteux repaires. Si nous insistons sur la nécessité de laisser établir un plus grand nombre de maisons de tolérance, c'est que nous avons acquis la conviction intime que leur suppression de plus en plus fréquente a singulièrement augmenté l'effectif des femmes *ambulantes* insoumises, des proxénètes s'adressant à des filles à peine nubiles, et que les maladies syphilitiques ont pris une extension plus considérable.

5° Ne pas se borner à admettre comme un indice de prostitution clandestine la plainte directe ou indirecte d'un militaire de la garnison qui aurait été infecté, mais étendre cette espèce de privilége à tout individu militaire ou non auquel le mal vénérien aurait été communiqué. Soumettre le plaignant à l'examen d'un des médecins du dispensaire. (décision ministérielle du 6 octobre 1837,) et notifier à la fille non inscrite prévenue d'infection, qu'elle ait à se présenter au médecin chargé de la visiter, aux jour et heure fixés par celui-ci Si la maladie est confirmée, l'admission à l'hospice sera prononcée.

6° Dans tous les cas, les parents de l'inculpée, (s'ils sont bien famés d'ailleurs et s'ils ont des moyens d'existence bien connus,) pourront, sur leur déclaration écrite, ou devant témoins agréés par le maire, obtenir la faculté de la faire traiter chez eux par un des médecins du dispensaire.

Telles sont les améliorations que nous réclamons en ce qui concerne l'action directe de l'administration municipale.

Je ne parlerai pas du service médical du dispensaire. Les résultats obtenus depuis la création récente encore de cette institution, démontrent suffisamment que les visites se font avec tout le soin possible, et que chaque jour amène une amélioration nouvelle dans la santé des filles soumises. Ainsi en 1842, une femme publique sur 7 était atteinte de syphilis, aujourd'hui cette proportion n'est plus que d'une sur 20. Cette différence de rapports à laquelle aucun précédent ne saurait être comparé, paraît tellement satisfaisante qu'il me suffira de l'indiquer, pour que la reconnaissance publique soit acquise à ceux dont les constants efforts tendent à restreindre les ravages d'une affreuse et funeste maladie.

En opposition à ce résultat, nous dirons que sur 12 filles insoumises menées au dispensaire le 9 mars dernier, 5 ont été reconnues vénériennes, ce qui établit la proportion de près *d'une* sur *deux*.

§ 0. — Abattoir.

L'abattoir situé à l'extrémité occidentale de la ville, sur la rive gauche de la Loire, est composé 1° d'un corps de logis principal servant à l'abat des bestiaux ; 2° d'une boucherie ; 3° d'une bergerie ; 4° d'une porcherie et d'un échaudoir pour le nettoyage des porcs ; 5° de six fonderies de suif et de trois triperies en activité. Les cours sont vastes et bien aérées. Cet établissement, au moyen d'un puits artésien foré en 1837, est abondamment pourvu d'eau. Le réservoir dont la capacité est de 75,000 litres, est construit en chaux hydraulique. Le facile écoulement des eaux provenant du lavage et du travail, la possibilité de nettoyer largement les conduits et de les déblayer, l'enlèvement journalier du sang et des fumiers, font que cette « Escorcherie » ne répand aucune odeur incommode ni insalubre. Malheureusement les rats y pullulent d'une manière effrayante, et occasionnent très-souvent de graves dommages aux viandes que l'on laisse séjourner dans les magasins.

Un directeur est chargé de la surveillance générale, de l'exécution des réglements et arrêtés, de la tenue des écritures, de la correspondance administrative, du contrôle des droits d'abattoir perçus par l'octroi au moment de l'introduction des bestiaux, et de la perception des droits sur le suif fondu et sur les tripes préparées dans l'abattoir.

Un vétérinaire inspecteur a, pour attribution spéciale, la visite des animaux introduits à l'abattoir. Il ne permet l'abattage que de ceux dont la viande ne saurait compromettre la santé des habitants. Cet employé est en outre chargé de la visite et de la marque des viandes mortes amenées par les bouchers et les charcutiers forains, au marché du samedi, seul jour où l'entrée des viandes de cette nature soit permise.

Tous les bestiaux reçus à l'abattoir sont soumis à une double visite, l'une, à l'introduction de l'animal dans l'établissement ; l'autre, après qu'il a été abattu, ouvert et dépouillé. Si, à la dernière de ces visites, l'animal est réputé mal sain, les chairs et les issues sont enfouies, le suif et la peau sont restitués au propriétaire ; s'il n'est que de médiocre qualité, celui-ci est tenu de le faire sortir immédiatement de la ville.

L'administration municipale dans le but d'ajouter aux conditions de salubrité de ce remarquable établissement, vient de faire remplacer l'ancien dallage en pierre, sujet aux infiltrations, par un nouveau dallage en bitume. Elle a substitué aux anciens châssis vitrés et en bois, des châssis en fer, vitrés, disposés de telle sorte qu'ils rendent la ventilation facile. D'autres récemment exécutés ont puissamment amélioré diverses branches du service, un abattoir spécial a été construit dans l'intérieur de l'établissement et mis à la disposition des bouchers de l'ancienne commune de St-Étienne extrà.

S'il est vrai de dire que l'intérieur de ce vaste établissement est dans de bonnes conditions de salubrité, il n'est pas permis de tenir le même langage lorsqu'on le considère dans ses abords. Ainsi, avant la construction des digues submersibles de la Loire, qui date, je crois des années 1838, 39 et 40, toutes les eaux de l'abattoir, à leur sortie du grand aqueduc, étaient immédiatement emportées par le courant du fleuve qui baignait alors le pied de la levée neuve; depuis cette époque, toute la partie du fleuve comprise entre l'abreuvoir du Port-Bretagne et la barrière du Port-Neuf est entièrement à sec pendant plus de six mois de l'année, et notamment pendant toute la saison chaude. Il suit de là, que les eaux du service de l'abattoir toutes chargées qu'elles sont de sang et d'immondices, sont déversées par l'aqueduc sur des sables où elles subissent promptement la décomposition putride, et que, dans les grandes chaleurs, ou seulement, *quand le vent est bas*, il s'élève de ces atterrissements d'un nouveau genre, une odeur infecte qui se répand, au loin et vient assez souvent infecter la partie du quartier de cavalerie qui s'en trouve le plus rapprochée, et les maisons des environs.

Les eaux ménagères de la caserne-modèle qui, pour ainsi dire, touche à l'abattoir, stagnent aussi sur la grève, s'y altèrent rapidement et forment des mares, d'où s'exhalent, à certaines époques de l'année, des émanations qui vicient l'air, et sont une cause puissante d'insalubrité pour le voisinage.

Il serait à désirer que les eaux de ces deux grands établissements s'écoulassent directement dans la Loire, ce serait là une grande amélioration dans la salubrité de ce quartier. De nouvelles dispositions d'endiguement pourraient atteindre ce but, il serait bien aussi de donner plus de profondeur au caniveau extérieur de l'aqueduc de l'abattoir, et de consolider à l'aide de la chaux hydraulique, tou le blocage qui l'environne, afin d'éviter les infiltrations dans la levée.

CHAPITRE III.

—

DE LA NOURRITURE.

Nourriture : — L'Alimentation de la population de Tours est en général assez variée, celle de la classe aisée est plus animale que végétale, celle de la classe riche laisse peu à désirer. Le laitage, le beurre, le fromage, la charcuterie, le poisson salé, les légumes secs et verts, les œufs, les pommes de terre, les fruits, la soupe aux choux ou au lard, tels sont les éléments dont se compose la nourriture de la classe ouvrière; l'usage de la viande de boucherie est moins rare que par le passé.

Quoique le département d'Indre-et-Loire, soit un de ceux où le rapport de la production en froment avec la consommation individuelle est insuffisant, tous les habitants de Tours mangent du pain blanc.

La nourriture des ouvriers journaliers, et de ceux appartenant à certaines industries coûte environ 65 centimes par jour; celle des ouvriers agricoles est de 56 centimes.

En calculant la quantité d'aliments consommés à différents âges, on voit qu'elle est la même pour les deux sexes jusqu'à l'âge de 8 ans; que, de huit à dix-huit ans, elle croît en proportion arithmétique, et que le dernier terme de cette progression est, pour les garçons de 0 kil.

968,8 et pour les filles, de 0 kil. 722,6, de même que la nourriture du soldat a été calculée de 0 kil. 968,8. Feu Robiquet, cité par notre savant confrère le docteur Toulmonche, dans ses recherches sur la ville Rennes, a trouvé les mêmes résultats.

§ Ier — Du pain.

Quelsque soient la forme et l'espèce du pain vendu, qu'il soit taxé ou non taxé, on peut dire, qu'en temps ordinaire, il est assez généralement de bonne qualité, et qu'il a le dégré de cuisson convenable. La surveillance de son poids est confiée aux soins des commissaires de police et de l'inspecteur des poids et mesures qui sont tenus de faire de fréquentes. visites chez les boulangers, de la ville.

Outre la surveillance du poids du pain, les boulangers sont soumis à des visites qui ont pour but l'examen des farines, du sel et de l'eau employés dans la panification. Ces visites d'une importance majeure, puisqu'elles tendent à faire cesser des abus, ne sont JAMAIS faites. Il suit de là qu'il est parfaitement loisible à un boulanger d'employer tantôt des farines piquées ou avariées, dont le gluten a perdu sa propriété essentielle, tantôt des farines mélangées dans la proportion de 10 à 15 pour cent avec de la farine de féverolles.

En 1839 et 1847 années où le prix du blé a été très-élevé, presque toutes les farines qui se trouvaient sur la place de Paris ou qui de là étaient expédiées sur la ligne de Tours, étaient ainsi fraudées ; la perfection du mélange était si complète, la farine si bien travaillée, que l'on ne pouvait, au moyen des propriétés physiques reconnaître cette falsification. J'oubliais ; un boulanger peut employer des sels de qualités inférieure, des eaux provenant de puits voisins d'une fosse d'aisances, ou qui appartiennent à cette première nappe d'eau que l'on rencontre à 2 ou 3 trois mètres du sol, et dont nous avons déjà fait connaître les conditions si remarquables d'insalubrité, sans crainte d'être inquiété, le moins du monde dans ses habitudes de contravention.

Je me suis directement assuré que l'eau de puits est celle que l'on emploie dans la confection du pain fabriqué à Tours. Sous le rapport de la salubrité et de la bonne fabrication, cet usage offre des inconvénients qu'il est facile de concevoir. C'est qu'en effet, une eau ne contenant pas d'air en suffisante quantité et pourvue abondamment de matières salines et terreuses n'agit pas assez fortement, et rend plus lent, moins égal, le mouvement de fermentation que le levain communique à toutes les parties de la pâte, circonstance à laquelle on doit attribuer l'absence de certaines qualités qu'on recherche dans le pain bien préparé.

La négligence et l'incurie avec lesquelles ont été construites la plupart des fosses d'aisances, leur rapprochement des puits qui servent aux besoins de la boulangerie, permettent d'admettre comme possible la filtration de matières putrides dans ceux-ci. L'emploi d'une eau chargée de gaz provenant de la décomposition de ces matières, fournit un pain pesant, mat, d'une saveur désagréable, d'une digestion difficile, et son influence fâcheuse sur la santé ne saurait être mise en doute.

Une ordonnance de police qui interdirait aux boulangers, sous les peines les plus sévères, l'usage des eaux de puits pour la confection du pain, qui soumettrait à

l'examen d'experts capables, les farines et le sel employés
dans la panification, serait une excellente mesure à prendre dans l'intérêt de l'hygiène et de la salubrité publique.

Du POIDS DU PAIN. — D'après un arrêté municipal en
vigueur, les boulangers sont tenus de peser, en le livrant,
le pain qu'ils vendent dans leurs boutiques, sans qu'il
soit besoin d'aucune réquisition de la part des acheteurs.
— Le pain porté à domicile doit avoir le poids pour
lequel il est vendu. — Tout pain du poids d'un kilogr.
ou d'un poids inférieur, — tout pain du poids d'un
kilogramme 50 décagrammes dont la longueur excèderait
60 centimètres ne sont point soumis à la taxe. — La
vente du pain de luxe se fera au poids. — L'acheteur
n'est tenu de payer que la quantité de pain réellement
indiquée par le pesage, sans que les boulangers puissent
prétendre à aucune tolérance. etc.

Peu de personnes exigent que le pain qui leur est
livré soit pesé, ou demandent qu'on ajoute, en pain
coupé, le poids manquant. — Cette insouciance de
l'acheteur démontre avec quel soin la police devrait
veiller à ce que le pain vendu à Tours eût le poids.
Parfois, les agents dressent des procès-verbaux de contravention et le boulanger est traduit devant le tribunal
de simple police pour vente de pain n'ayant pas le poids.
— La première fois, il est condamné à une amende de
un FRANC; la seconde, à une amende un peu plus forte,
et s'il y a récidive continuelle, à un emprisonnement de
quelques heures.

Voici un fait dont nous garantissons l'authenticité :
un commissaire de police saisit chez un boulanger 35
pains, dits de trois livres, pesant chacun en moins 8,

10 , 12 , 14 , 16 onces. Q'arriva-t-il du procès-verbal de saisie ? Le boulanger fut cité au tribunal de simple police et condamné à 1 franc d'amende !

Ce déficit dans le poids du pain porte un tort immense aux consommateurs. En effet, supposons qu'une famille pauvre qui consomme 3 kilos de pain par jour, reçoive au lieu d'un pain de ce poids, un pain de 2,680 grammes, il est évident qu'on lui fait un tort réel de 300 grammes de pain, soit 9,360 grammes par mois, et en argent au prix moyen du pain, une perte de 56 fr. 40 c. par an. Il suit de là que, comme il existe dans notre ville 12,000 consommateurs, au moins, appartenant à la classe ouvrière, chaque consommateur augmente sa dépense de 5 centimes par jour pour se procurer un aliment indispensable à la vie. Cet excédant de dépenses en pure perte, cette dîme injuste prélevée sur l'indigence et le travail, donnent à la boulangerie de Tours un bénéfice annuel de 219,000 francs.

Dans un assez grand nombre de villes du midi les visites chez les boulangers sont plus fréquentes, la surveillance plus active, le mode de repression plus sévère. Ainsi, il n'est pas rare de voir un arrêté municipal non-seulement retirer la permission d'exercer sa profession à un boulanger convaincu de fraude dans le poids du pain, mais encore défendre expressément à tout boulanger, sous peine d'être poursuivi selon la rigueur des lois, de prêter son nom au délinquant pour continuer le service de la boulangerie interdite.

L'importation de ce mode de procéder serait, je pense, accueillie avec une certaine faveur par la population, car les condamnations portées contre les boulangers qui vendent le pain au-dessous du poids, sont si légères qu'elles n'ont aucune influence sur la cessation des abus. Le consommateur continue de payer, comme par le passé, une marchandise qu'on ne lui délivre pas.

Il serait très-curieux, au point de vue hygiénique, de déterminer la proportion pour laquelle entre dans le régime alimentaire de la population, la quantité moyenne annuelle de pain consommée par chaque individu. Les éléments de ce calcul manquent complétement. Toutefois, il y a de fortes présomptions de croire que cette proportion n'est plus la même qu'autrefois; on mange moins de pain. Les petites cultures, par portions minimes de terre, favorisées par la division toujours croissante des propriétés, la culture des jardins de plus en plus importante, ajoutent aujourd'hui à ce premier produit, base de la nourriture de l'homme, une masse énorme d'aliments accessoires, au nombre desquels vient, en première ligne, la pomme de terre si justement appelée *le pain des pauvres.*

§ II. — Viande.

Le nombre des bouchers et des charcutiers n'est pas limité, ils sont seulement tenus de se faire inscrire à la mairie, d'indiquer le lieu de leur domicile et de justifier de leur patente.

Les diverses espèces de viandes dites de boucherie sont, en générale d'une belle qualité. Les animaux dont elles proviennent, sont visités à leur arrivée à l'abattoir par un médecin vétérinaire attaché à cet établissement. Les viandes dépecées, apportées du dehors, sont examinées à leur entrée en ville et sur l'emplacement destiné à leur débit. Celles qui sont reconnues malsaines ou en voie d'altération sont saisies.

Pour avoir une idée de la consommation réelle que l'on fait de la viande à Tours, il ne nous suffisait pas de constater le nombre des animaux abattus par la boucherie de cette ville, il fallait encore connaître leur poids brut et particulièrement leur poids net, c'est-à-dire leur rendement en viande nette. D'après les calculs auxquels nous nous sommes livré et en prenant pour base les documents qui nous ont été fournis par M. le directeur de l'abattoir, nous avons obtenu les résultats suivants:

Consommation moyenne en viande, pendant les années 1849, 1850, 1851, provenant des bestiaux abattus à l'abattoir.

Espèces de bétail.	Moyenne annuelle des entrées.	Moyenne annuelle du poids brut.	Rendement en viande nette p. 100 k.	Total général du poids des bestiaux sur pied,	Total général du poids de la viande nette.
Bœufs.	1,387	571 k. 288	60	792,288 k.	475,372 k. 800
Vaches.	252	374 157	55	94,287 667	51,858 216
Moutons.	17,697	29 620	50	529,218 667	262,109 »
Veaux.	9,705	51 602	60	500,814 667	300,482 800
Porcs.	2,623	112 164	80	294,245	235,396 »
TOTAUX GÉNÉRAUX......				2,205,854 k. 001	1,325,218 k. 816

Si l'on ajoute au tableau ci-dessus les quantités de kilogrammes de viandes mortes entrées par les marchands forains et vendues, le samedi, sur le marché du Cirque, on aura les termes suivants:

Viandes vendues à la
main en 1849   246,580 kil.
en 1850   289,190   } 862,301 kil.
en 1851   326,531

Viande de porc, idem........   351,870

Total général des viandes dépecées, entrées en ville le samedi.   1,214,171 kil.

Moyenne annuelle de la viande vendue à la main (*marché du Cirque*)...   404,724 kil.

Ainsi, en réunissant les quantités de viande vendues sur le marché du Cirque à celles provenant des animaux tués à l'abattoir, on a, pour moyenne annuelle de la consommation en viande nette des quatre espèces de viande dite de boucherie, 1,377,256 kil. 817 grammes, et de viande de porc 352,686 kil. TOTAL GÉNÉRAL 1,729,942 kil. 817 grammes.

La distinction de la viande de boucherie, de la viande de porc est trop importante, au point de vue hygiénique, pour être passée sous silence dans l'appréciation des viandes qui concourent à l'alimentation des habitants. Dans cet ensemble :

La viande de porc figure pour un cinquième de la consommation ;

Celle de mouton offre, à peu de choses près, une quantité égale à celle-ci ;

La viande de veau représente un peu plus du quart ;

Et celle de bœuf et de vache entre pour un tiers environ dans le total général.

En 1816 la consommation moyenne de la viande de boucherie, par tête d'habitant, était pour le département d'Indre-et-Loire de 43 kil. 60 gr.

En 1833 elle était de 55 kil. 14 gr.

Un fait assez curieux à constater, c'est que la différence en plus de 11 kil. 54 gr. dans la quantité consommée, coïncide avec la diminution des droits d'octroi sur la viande qui eut lieu vers cette dernière époque. (*Document du Ministère de l'agriculture et du commerce*) Si j'avais à entrer dans de plus longs détails à ce sujet, je crois qu'il me serait facile de démontrer que la consommation de la viande augmente toutes les fois que l'administration abaisse les tarifs et qu'elle diminue lorsque ceux-ci sont plus lourds.

Le chiffre moyen de la population de Tours pendant les années 1849, 1850, 1851 étant de 29,680, il résulte des données précédentes que la consommation moyenne annuelle, a été de 58 kil. 285 gr. de viandes de toute espèce par habitant.

Comparé aux diverses capitales de l'Europe, Tours occupe le 4ᵉ rang. Londres, Vienne et Rome sont les seules villes ou la consommation de la viandes dans ses rapports avec l'habitant, soit plus considérable; à Paris, elle est aujourd'hui de 56 kil. 5 gr., à Londres de 77 kil. et à Vienne de 66 k.

La consommation de notre ville à raison de 58 kil. 285 gr. par habitant, se décompose ainsi:

Viandes provenant de l'abattoir :

Bœuf et vache,	17 k.	761 gr.
Mouton,	8	832
Veau,	10	124
Viande de Porc,	7	931
Viande de boucherie vendue sur le marché,	9	684
Viande de porc, id.	13	951
Total égal,	58 k.	283 gr.

Soit, 161 grammes 38 centigrammes par jour et par individu.

Un journal du département a commis une grave erreur en portant la quantité de viande consommée à 89 kil. par habitant. Le vice de ce calcul provient de ce qu'au lieu de prendre pour base le rendement en viande nette des bestiaux sur pied, on a opéré sur leur poids brut. Pour arriver à ce chiffre qui, vraiement, a quelque chose de prodigieux, on a compris dans la consommation quotidienne de chaque habitant le suif, la peau, les entrailles et les dépouilles des bestiaux abattus..... Une erreur aussi grossière devait être rectifiée.

Il y a cette différence entre le poids brut et le poids net qu'un bœuf, par exemple, dont le poids brut est de 413 kil. présente un poids net de 248 kil., c'est-à-dire, une différence de 13 0/0, un mouton de 28 kil. donne un déchet de 40 0/0, un porc ne perd que 20 0/0.

Le prix moyen de la viande consommée à Tours se répartit ainsi :

Bœuf et vache,	0, 85 c.	le kilog.
Mouton,	0, 95 c.	id.
Veau,	0, 80 c.	id.
Porc,	0, 90 c.	id.

La consommation moyenne et annuelle des quatre espèces de viande de boucherie, étant représentée par 1,377,256 kil. 817 gr., donne un produit de 1,212,581 fr. 69 c.; la quantité de viande de porc qui entre dans l'ensemble de la consommation étant de 352,686 kil. sa valeur égale 317,417 fr. 40 c.

Il suit de là, que le total général des quantités de viandes de boucherie et de porc consommées dans notre ville est de 1,729,942 kil. 817 gr. et qu'il représente une valeur de 1,529,999 fr. 09 c.; que la vente de 2/3 de ces produits est opérée par les bouchers de la ville et le débit de l'autre tiers, par les bouchers forains.

Il serait à désirer, et c'est surtout aux médecins de le dire, que la viande pût devenir accessible à un plus grand nombre de personnes, et entrer d'une manière plus générale dans l'alimentation des classes laborieuses, anxquelles son prix trop élevé, et tendant toujours à s'accroître en interdit trop souvent l'usage.

§. III. — Du lait.

Du LAIT. — La mauvaise qualité de la majeure partie du lait qui se vend journellement à Tours, est un fait incontestable que nous avons été à même de vérifier plusieurs fois. Or, cet aliment étant un objet de première nécessité, et d'un fréquent usage, il importe d'aviser aux moyens à employer pour reconnaître et empêcher sa falsification. Ce genre de fraude, contre lequel s'élèvent de toutes parts de justes réclamations est comme un droit acquis qui s'exerce sans contrôle, et se rit de la rare intervention de l'autorité. Lorsque j'ai été invité par l'administration, comme membre du conseil de salubrité, à m'assurer à l'aide d'instruments de précision de la qualité du lait, je l'ai trouvé constamment écrémé ou étendu d'eau. Cette altération était quelquefois telle, que le liquide vendu sous ce nom, semblait n'avoir d'autres propriétés de ce fluide nourricier que la blancheur.

Aujourd'hui la quantité de lait vendu n'est pas seulement allongée d'eau ; les laitières sont en voie de perfectionnement, beaucoup d'entre elles fournissent à la consommation qui n'est plus en rapport avec le nombre de leurs vaches, non pas en étendant seulement leur lait d'une certaine proportion d'eau, mais en délayant préalablement de farine de la froment dans l'eau qu'elles veulent ajouter au lait ; elles font donner un bouillon au mélange, et ne le versent dans le lait que quand il est refroidi. Au moyen de cette opération, elles évitent que la farine ne se dcpose, parce que combinée avec l'eau et cuite, elle peut rester longtemps en suspension.

La vente du lait à Tours est encore sujette à plusieurs autres genres de fraude que je me garderai bien d'énumérer, car la publicité pourrait les indiquer aux laitières qui ne les connaissent pas encore, et il serait à craindre que chacune d'elles ne se hâtât de les mettre en pratique. Je me bornerai à appeler l'attention de l'autorité sur l'addition de l'eau au lait, quoique ce mélange soit par lui-même peu nuisible à la santé des consommateurs. Cependant, comme ici nous considérons le lait sous le rapport de ses qualités alimentaires et que ce liquide n'est essentiellement nourricier qu'en raison de la proportion de matière caséuse qu'il contient, on conçoit combien il est important d'obtenir la répression des abus dont ce commerce est l'objet.

Divers moyens ont été expérimentés dans le but de reconnaître la richesse du lait et sa pureté. On 'a construit des aréomètres connus sous le nom de *lactomètre* ou *crémomètre*, *galactomètre* ou *pèse-lait*, *nouveau galactomètre*, *lactoscope*, etc. Mais leur précision n'a pas été trouvée assez exacte pour que l'on pût rigoureusement s'en tenir aux résultats qu'ils donnaient.

Cette insuffisance de la science, dans l'examen d'un produit si intéressant, si utile à tous les âges de la vie, détermina vers la fin de 1840, le conseil général des hospices de Paris, à faire un appel aux pharmaciens, à l'effet de trouver un procédé qui permît de mieux apprécier la qualité du lait que l'on reçoit, chaque jour, dans ces établissements. Un savant distingué, M. Quevenne, pharmacien en chef de l'hôpital de la Charité, dans un travail remarquable par le soin consciencieux avec lequel les nombreuses expériences qu'il renferme ont été faites, et par les conséquences rigoureuses qui en sont le complément, a été conduit à admettre que la densité était encore le moyen sur lequel on devait se baser de préférence à tout autre pour constater la pureté du lait, cette densité ne variant que dans des limites plus resserrées qu'on ne l'avait pensé pour différents laits purs.

L'instrument qu'il a construit et auquel il a donné le nom de Lacto-densimètre est d'un usage simple et facile. Il indique le poids réel du liquide examiné, et il fait connaître combien celui-ci contient de caséum et de sucre de lait mélangés. Ses résultats sont aussi exacts que ceux de l'aréomètre centésimal pour l'alcool.

Dans cet état de choses, il nous semble qu'il serait assez facile de mettre un terme aux altérations du lait que l'on vend à Tours ; il suffirait au bon vouloir de l'administration, 1° d'ordonner la mise en pratique du procédé de M. Quevenne, 2° de confier le soin de cette opération à des experts ayant des connaissances spéciales, (un par chaque arrondissement de police) 3° de charger un agent de police de saisir, de temps en temps, un ou plusieurs échantillons du lait mis en vente, qui serait envoyé de suite à l'expert délégué.

Il ne serait pas sans utilité de régulariser, ainsi que cela se pratique dans plusieurs villes, la classe des débitants de lait par l'inscription de chaque laitier ou laitière sur un registre spécial, avec un numéro d'ordre, lequel serait reproduit sur un livret ou sur une médaille qui lui serait délivrée, et sur les vases destinés à colporter le lait.

§ IV. — Des Boissons.

BOISSONS. — Les boissons de toute nature sont, comme les farines et le pain, laissées entièrement à la surveillance de la police qui n'intervient jamais spontanément, mais seulement lorsque des réclamations lui sont adressées par les consommateurs.

Le vin est la boisson habituelle de toutes les classes de la population. Si l'on prend, pour moyenne annuelle de cette consommation, la résultante des entrées de vin pendant les années 1850 et 1851, on trouve que chaque habitant consomme par jour 53 centilitres de vin, soit 159 décilitres par mois, ou 192 litres par an.

La consommation du cidre est peu considérable.

L'usage du café et de l'eau-de-vie est devenu, pour une grande partie des ménages, une habitude de tous les jours.

L'abus de l'eau-de-vie et des liqueurs fortes chez les hommes de peine, les journaliers, et les ouvriers est souvent porté à l'extrême. On dirait même que plus ils sont en proie à la misère, plus ils en cherchent l'oubli dans des habitudes d'ivresse. Dangereuse pour la santé, nuisible aux intérêts de la famille, cette déplorable passion est pour le plus grand nombre de ceux qui s'y livrent, une source incessante de dégradation et de honte.

§ V. — Fruits.

La vente des fruits devrait être soumise à une surveillance sévère, afin que les pauvres qui en font une assez grande consommation et qui sont obligés de rechercher le bon marché, ne pussent acheter, ni sur place, ni dans les rues, des fruits non encore parvenus à l'état de maturité, ou de mauvaise qualité, nourriture pouvant donner lieu à des accidents capables de compromettre gravement leur santé.

CHAMPIGNONS. — La négligence avec laquelle on laisse vendre les champignons est d'autant plus blâmable, qu'il est facile de confondre ceux qui sont malfaisants avec ceux qu'il est permis de manger sans crainte.

Un arrêté municipal, dont les dispositions seraient ainsi conçues, préviendrait de graves accidents.

Art. 1er. — Les champignons destinés à l'approvisionnement de Tours devront être apportés sur la place de et visités avec soin par un inspecteur, avant d'être mis en vente.

Art. 2. — Les champignons suspects, et ceux de bonne qualité qui auraient été gardés d'un jour à l'autre seront saisis et le vendeur sera condamné à une amende de

Art. 3. — Il est défendu de crier, vendre et colporter des champignons sur la voie publique ; il est également défendu d'en colporter dans les maisons.

Les contraventions seront constatées par des procès-verbaux, etc.

DEUXIÈME PARTIE.

STATISTIQUE.

MOUVEMENT GÉNÉRAL DE LA POPULATION DE TOURS, DE 1631 A 1847.

(216 ans.)

Les recherches que j'ai faites sur le mouvement de la population de Tours à diverses époques, sur la proportion de ses naissances, la force productive de ses mariages, et sa mortalité; sur les rapports de ces divers éléments avec le nombre de ses habitants, avec les âges et les sexes, comprennent un espace de 216 années.

Mon but a été, en me livrant à l'étude d'une population déterminée, de déduire des chiffres que j'ai rassemblés, quelques conséquences générales, quelques conclusions à l'appui de certaines lois physiologiques et sociales, fixes, constantes, et dont l'action se fait partout sentir à peu près de la même manière. Il m'importait aussi, en jetant un coup d'œil rétrospectif sur le passé, d'arriver à l'énoncé rigoureusement exact, sinon le plus approximatif possible, de la population catholique et protestante de Tours au xviiᵉ siècle, d'éclairer d'un jour nouveau ce point obscur de notre histoire.

Cet exposé statistique, d'une exactitude rigoureuse toutes les fois que les registres de l'état civil et les archives du département m'ont fourni des renseignements numériques susceptibles de se prêter au calcul, approximatif pour quelques périodes des siècles derniers, sera divisé en deux sections.

Dans la première, je dirai tout ce que j'ai appris 1° des accroissements successifs de Tours, depuis les temps historiques; 2° du mouvement de la population de 1631 à 1826;

Dans la deuxième, je présenterai les faits statistiques qui se rapportent aux années qui se sont écoulées de 1827 à 1846 inclusivement.

PREMIÈRE SECTION.

Détails historiques et statistiques sur les accroissements successifs de Tours, sa population et son industrie, antérieurement au 17° siècle.

CHAPÎTRE Ier.

§ Ier — Accroissements successifs de Tours.

Les annalistes ne nous apprennent rien de précis sur la population de Tours, avant et pendant la domination romaine. Les traditions auxquelles il ont eu recours pour donner à cette ville une illustre origine, soit qu'ils attribuent sa fondation à Uranus le plus ancien des dieux, soit qu'ils fassent remonter cette date à Turnus, prince imaginaire dû au pinceau de Virgile, ne méritent pas d'être examinées sérieusement.

Quatre enceintes élevées à différentes époques ont protégé la cité contre les invasions du dehors.

PREMIÈRE ENCEINTE. — La première enceinte fut tra-
cée lorsqu'après la soumission d'*Avaricum* (Bourges),
les soldats de César vinrent s'établir sur le territoire des
Turones. La ligne de circonvallation embrassait probablement l'espace que représentent aujourd'hui le cloître
Saint-Gatien, l'archevêché et le château. Quand, plus
tard, la soumission générale des peuples de la Gaule fut
pour le vainqueur la garantie d'un avenir tranquille,
l'établissement romain, qui n'avait eu d'abord que la
forme et l'aspect d'un camp, devint une ville (Cœsarodunum), et vit s'élever dans son sein une basilique, un
palais, une académie, un amphithéâtre, des thermes,
miroir séducteur d'une civilisation avancée auquel dut
bientôt se laisser prendre une nation aux mœurs ductiles
et d'une incessante mobilité.

DEUXIÈME ENCEINTE. — De même que la plupart des
villes gallo-romaines, notre cité perdit au commencement du v° siècle le nom romain qu'elle portait. La
dénomination *Urbs Turonica* fut substituée à celle de
Cœsarodunum. Son enceinte restituée par MM. de Cau-
mont et N. Champoiseau, formait un carré irrégulier
ayant environ 350 mètres de longueur de l'est à l'ouest,
sur une largeur moyenne de 226 mètres du sud au
nord.

La muraille antique s'étendait du côté de l'est depuis
la tour Cupidon jusqu'à la Loire; au nord, elle se prolongeait parallèlement au fleuve, depuis l'angle où se
trouvait la tour *du Comte,* aussi nommée *tour de feu
Hugon,* jusqu'à cent mètres environ au-delà de la tour
de Guise; du nord au sud, elle suivait une ligne droite
passant le long des casernes et sous les clochers de la
cathédrale, et du côté du midi, elle courait de l'arche-

vêché à la tour de Cupidon que nous avons prise pour point de départ.

Quelque resserrée que fût son enceinte, la cité gallo-romaine était alors (380), une des métropoles des Gaules. Ville libre, *civitas libera*, elle avait son sénat, ses magistrats et ses lois.

Au milieu du xiie siècle, la ville de Tours n'avait pas encore reculé les limites de l'enceinte dont nous venons d'indiquer le tracé. Cependant la cathédrale de Saint-Maurice ayant été incendiée en 1166, sa recon-struction, quelques années plus tard, sur un plan beau-coup plus développé que celui de Grégoire de Tours, rendit indispensable un nouveau périmètre dans lequel se trouvèrent compris les faubourgs de Saint-Pierre-du-Boille et de la Trésorerie. On rapporte à cette époque l'établissement d'un rempart qui, partant des fossés du château élevé par Henri II (1170), serait allé rejoindre par la ligne des rues actuelles des Amandiers et de Sainte-Marthe, un fort nommé la tour Saint-Vincent.

Pendant longtemps, peu d'habitations osèrent se poser au dehors de l'enceinte gallo-romaine. Celles qui, plus tard s'agglomérèrent sur l'emplacement que, de nos jours, représente l'espace qui s'étend à l'ouest, depuis la rue du Cygne jusqu'à la rue de la Galère, et de l'angle sud-est de ces deux rues à la ligne des quais, formèrent comme un autre faubourg désigné dans les chartes sous le nom de *Burgus Novus*, Bourg-Neuf.

A l'ouest de ces divers groupes de maisons, s'élevait autour de l'église bâtie par saint Perpet sur le tombeau de Saint-Martin, une petite ville destinée à devenir plus tard la rivale de Tours. Protégée par le nom vénéré de l'apôtre des Gaules, la nouvelle cité, appelée d'abord

Martinopolis, prit bientôt une certaine étendue. Ouverte de tous côtés, elle ne pouvait opposer qu'une résistance morale aux incursions armées des bandes qui portaient si souvent l'épouvante et la désolation dans cette belle partie de la France. Les Normands la pillèrent et la brulèrent plusieurs fois. L'incendie de 903 consuma la basilique et les maisons qui l'entouraient. Le temple relevé de ses ruines, Charles le Simple, par lettres patentes datées de Laon (909), autorisa les habitants à construire à leurs frais une enceinte fortifiée autour de la Martinopole, qui prit alors le nom de *Castrum Novum*, Château-Neuf.

TROISIÈME ENCEINTE. — Les nouveaux murs enveloppaient au nord le couvent des Jacobins construit au XIIIe siècle, et suivaient le cours de la Loire jusqu'à la place Foire-le-Roy; de là, ils rejoignaient la porte de l'Écouérie (Equaria), cotoyait la rue de la Poissonnerie jusqu'à la porte des Tanneurs; puis, de cette dernière gagnaient l'Escorcherie neuve, près Sainte-Anne. Cette ligne, en se terminant vers la Grosse-Tour qui formait l'angle nord-ouest de la ville, et sur laquelle appuyait l'Escorcherie, quittait la direction de l'ouest, se prolongeait vers le sud jusqu'à la porte de La Riche qu'elle rencontrait à l'extrémité ouest de la rue du Grand-Marché; de cette porte elle prenait une direction parallèle à l'axe de la rue de la Grosse-Tour, atteignait l'emplacement sur lequel fut bâtie l'église Saint-Clément, et de ce point allait rejoindre la porte Saint-Simple, située au nord de la place d'Aumont. Suivant les rues Rabelais et des Fossés-Saint-Georges, le mur d'enceinte venait joindre la tour Quinquengrogne ou du Chardonnet, placée au sud de la rue Sully, traversait la rue de la Guerche à hauteur de la porte du même nom. Non loin de là, elle formait un angle rentrant dont le sommet aboutissait à quelques mètres au-dessous de la rue Boucicaut ; puis elle reprenait la direction de la rue de l'Archevêché, gagnait la porte Neuve, entrée principale de la route de Bordeaux, et se continuait avec la muraille de l'Arcise du XIIe siècle.

QUATRIÈME ENCEINTE. — L'enceinte que nous venons de décrire était trop irrégulière, trop défectueuse pour offrir quelques éléments de durée, et d'ailleurs, l'emploi de l'artillerie comme moyen d'attaque et de défense ne tarda pas à faire éprouver le besoin d'un nouveau système de fortifications, aussi voyons-nous, deux siècles plus tard, François 1er ordonner des travaux pour faire de notre ville une place importante. Ces travaux commencés à peine sous le règne de ce monarque (1520), tour à tour abandonnés et repris sous Henri III, ajournés sous Henri IV ne furent mis à exécution qu'en 1616, sur le plan du maréchal de Souvré et de M. de Courtevannes son fils et son successeur dans le gouvernement de la Touraine.

On peut se faire une idée assez exacte de cette quatrième enceinte, en traçant sur le plan actuel de la ville une ligne qui, partant de la porte Saint-Éloi, suivrait le grand mail jusqu'au quai de la Gare, et de là inclinant toujours un peu au nord, aboutirait à la Madeleine. De ce point où fut construit le bastion de la Madeleine, un mur retranché se prolongeait à l'ouest, parallèlement à la Loire, et se terminait au bastion dit de Saint-Cyr, situé sur la grève de La Riche (Champ de Mars) à la hauteur de la rue des Cannettes. La ligne d'enceinte changeait alors de direction et atteignait la porte Saint-Éloi.

La mise à exécution de ce projet de fortification fit de Tours une place de guerre sans importance comme sans utilité. Toutefois la ville s'accrut à l'ouest de la plus grande partie du terrain occupé aujourd'hui par le Champ-de-Mars, du faubourg La Riche, de la rue des Récollets, de la rue de la Bourde, du faubourg Saint-Éloi, de la rue du Chardonnet, du faubourg Saint-Étienne, et de plusieurs rues nouvelles perpendiculaires au mail, situées au sud du faubourg Saint-Pierre-des-Corps.

L'enceinte dont nous venons de parler a vu ses principaux ouvrages détruits ou rasés à hauteur des remparts en 1721 par ordre de Louis XV. Le mur retranché qui bordait les quais a disparu lors de leur construction.

§ II. — Dénombrement.

Population catholique au XVIIe siècle.

Antérieurement aux premières années du XVIIIe siècle, il n'y eut jamais de dénombrement, par tête, d'aucune des six élections de la province (*Mémoire manuscrit de la généralité de Tours*. Archives du département) Les intendants des provinces auxquels le gouvernement demandait des renseignements statistiques sur le mouvement de la population, concluaient du nombre des tailles au nombre des feux et de ce résultat à la population totale. Cette manière de procéder, essentiellement vicieuse, qui ne pouvait fournir que des renseignements numériques erronés était généralement reçue, lorsqu'à la suite de nombreux dénombrements faits tête par tête, Messance et d'autres statisticiens, trouvèrent que le rapport le plus approchant de la vérité, entre les naissances et la population était de 1 à 28. Prenant en considération le grand nombre d'ouvriers étrangers attirés à Tours par le commerce et l'industrie de la soie ; j'ai cru devoir élever le rapport ci-dessus et employer pour multiplicateur le nombre 31.

La valeur de ce chiffre est d'autant plus décisive qu'elle représente la moyenne des multiplicateurs 42, 35, 28, 26, 24, employés par Halley, Kerseboom, Messance, Simpson et quelques-uns de leurs contemporains, toutes les fois qu'ils ont voulu déterminer le nombre des habitants par le nombre des naissances.

Durant l'espace de temps qni s'est écoulé de 1632 à 1685, la ville de Tours comprenait dans sa circonscription dix-sept paroisses, savoir : Notre-Dame-La-Riche, Notre-Dame-de-l'Écrignole, Saint-Clément, Saint-Denis, Sainte-Croix, Saint-Étienne, Saint-Mathias-du-Plessis, Saint-Pierre-du-Boille, Saint-Hilaire, Saint-Pierre-du-Chardonnet, Saint-Pierre-le-Puellier, Saint-Saturnin, Saint-Simple, Saint-Venant, Saint-Vincent, Saint-Pierre-des-Corps, Saint-Symphorien ; plusieurs de ces paroisses étaient en partie suburbaines, et comptaient néanmoins dans la population totale, population dont le dépouillement des registres tenus par le clergé, ne permet pas d'évaluer le *maximum* au dela de 50,000 habitants, ainsi que j'aurai occasion de le démontrer dans quelques instants.

Si, à l'aide du multiplicateur 31, on veut déterminer la part pour laquelle la population catholique des 17 paroisses que je viens de citer entre dans le dénombrement général des habitants, on trouve :

Population Catholique.

De 1675 à 1680 : moyenne annuelle des nais-
    sances.   1,568
  Omissions.   52
        Total des naissances. .   1,620

Résultat : 50,220 habitants appartenant au culte Catholique.
Rapport des naissances à la population.   1 sur 31 hab.
 Moyenne annuelle des décès.   1,496
Rapport des décès à la population.   1 sur 33 $^4/_7$
 Moyenne annuelle des mariages.   365
Rapport des mariages à la population.   1 sur 137 $^2/_3$
  —   aux naissances.   1 sur 4 $^1/_2$

Je ferai observer que, dans la proportion des décès que
je viens de donner, j'ai compris les omissions présumées
des registres d'enterrement. Ainsi, j'ai tenu compte du
défaut d'enregistrement, 1° des décès des enfants morts
avant d'avoir reçu le baptême, ou morts en très bas-âge;
2° des décès des individus qui ont péri hors du pays, par
la guerre, le commerce et les voyages ; 3° des décès
volontaires ; 4° des exécutions à mort.

Quant au nombre des mariages et à leur rapport à la
population et aux naissances, le chiffre donné ne saurait
être modifié, car il est de toute évidence qu'il ne peut
y avoir eu d'omissions.

De 1680 à 1685, les proportions des naissances, des
décès et des mariages n'apportent aucune variation sensible dans l'effectif de la population. Les naissances et
les décès tendent de plus en plus à s'équilibrer, mais
le nombre des mariages varie, d'une année à l'autre, dans
des limites plus larges, que durant les cinq années précédentes.

6

J'arrive à la période de 1685 à 1690, époque qui suivit la révocation de l'édit de Nantes (22 octobre 1685), les nombres comparés à ceux que nous avons donnés plus haut, feront connaître si la somme des écarts de chaque moyenne annuelle, a une valeur telle qu'on ne puisse s'empêcher de déduire du fait de 1685, une influence bien prononcée sur le mouvement de la population.

Le relevé des registres de l'état civil donne les résultats suivants :

Années.	Naissances.	Décès.	Mariages,
1685	1528	1011	291
1686	1558	1567	276
1687	1568	1123	390
1688	1607	998	387
1689	1528	1064	296
1690	1499	1285	340

De 1685 à 1690. Moyenne annuelle des naissances; 1,548
Omissions; 51

Total des naissances. . 1,599

Résultat : 49,569 habitants appartenant au culte Catholique.
Rapport des naissances à la population; 1 sur 31 hab.
Moyenne annuelle des décès; 1175
Omissions; 78

Total des décès. . 1,253

Rapport des décès à la population. 1 sur 39 hab. $^7/_{12}$
Moyenne annuelle des mariages. 330
Rapports des mariages à la population. 1 sur 149
— aux naissances. 1 sur 4 $^2/_5$

Les écarts des rapports que nous venons de présenter, comparés aux résultats de la moyenne des années qui forment la période de 1675 à 1680, sont tels, qu'il est facile de constater que la population a diminué dans la proportion d'un 77ᵉ, ou de 12 individus 5/12 par an. La diminution de la moyenne des naissances est fort peu de chose, et mérite à peine qu'on en tienne compte. Quant aux différences plus grandes, déduites des décès et des mariages, on sait que, toutes choses égales d'ailleurs, ces éléments sont plus impressionnables, plus soumis aux influences des causes qui peuvent modifier la valeur des moyennes annuelles. Ainsi, en prenant dans leur ensemble les chiffres obtenus dans ces deux périodes, et en comparant ces divers résultats, on ne peut s'empêcher de reconnaître que cette légère tendance de la population à diminuer son effectif, ne porte aucune atteinte à ce principe, que là où il n'existe point de causes variables, les effets produits sont constamment les mêmes.

En définitive, la moyenne de chacun des rapports calculés précédemment, donne les résultats suivants :

Au 1ᵉʳ janvier 1685, moyenne de la population catholique de la première période, 50,220 hab.

Au 1ᵉʳ janvier 1691, moy. de la popul. catholique de la deuxième période, 49,569 hab.

Excédant de la première période, 651 hab.

Résultat général : population comprenant les deux cultes :

1ʳᵉ période,	51,398 hab.
2ᵐᵉ période,	50,654 hab.

Population Protestante.

De 1631 à 1685 (54 ans).

J'ai réuni dans le tableau suivant les chiffres inédits du mouvement de la population protestante de Tours, tels qu'ils résultent des relevés que j'ai faits sur les régistres de l'état civil *de la religion prétendue réformée* de cette ville.

Ces registres sont au nombre de trois, et contiennent en double les baptêmes, mariages et inhumations qui ont eu lieu de 1631 à 1685. Ils sont paraphés par M. Massé conseiller du roi, juge et lieutenant général de Touraine. Le registre n° 1 à pour titre : *Registre et papier baptistaire des enfants nés en l'église réformée de Tours, commencé le 21° jour du mois d'août de l'année 1631, jour que ladite église a été restablie au lieu de la butte, paroisse de la Ville-aux-Dames.* Suit une série d'actes de baptêmes très-régulièrement disposée : du 21 août au 31 décembre 1631. (13 bapt.)

Le registre n° 2, comprend les mariages ; le registre n° 3, comprend les inhumations qui avaient lieu rue Chanoineau. Les baptêmes, les mariages et les décès sont quelquefois confondus dans le même registre, selon leur n° d'ordre.

Pendant les cinq années de 1632 à 1636 inclus, il y a eu :   267 bapt. — moy. annuelle : 53.
De 1637 à 1641. — 281 id. —   id.   56.
De 1642 à 1646. — 262 id. —   id.   52.
De 1947 à 1651. — 210 id. —   id.   42.
De 1652 à 1656. — 164 id. ‑‑.   id.   33.
De 1657 à 1661. — 184 id. —   id.   37.
De 1662 à 1666. — 178 id. —   id.   35.

De 1667 à 1671. — 165 id. — id. 33.

De 1672 à 1676. — 180 id. — id. 36.

De 1677 à 1681. — 182 id. — id. 36.

De 1682 à 1684. (Trois années) 90 bapt. moyenne

annuelle : 30.

L'année 1685 ne donne que 3 baptêmes ; celle qui la précède compte 31 baptêmes, 22 décès, 9 mariages.

Périodes décennales.

1° Baptêmes de 1632 à 1641. 548
Omissions d'enfants morts avant d'être baptisés. 24 $^4/_{16}$ } 582

2° Baptêmes de 1642 à 1651. 472
Omissions . . . . 29 $^8/_{16}$ } 501

3° Baptêmes de 1652 à 1661. 348
Omissions . . . . 21 $^{12}/_{16}$ } 369

4° Baptêmes de 1662 à 1671. 343
Omissions . . . . 21 $^7/_{16}$ } 364

5° Baptêmes de 1672 à 1681. 362
Omissions . . . . 22 $^{10}/_{16}$ } 384

6° Baptêmes de 1682 à 1684. 90
Omissions . . . . 14 $^8/_{16}$ } 104

Année 1685, 3 baptêmes (pour mémoire).

L'acte qui clot les registres de l'état civil des protestants est du 14 janvier 1685.

De ces données il résulte :

1° Que dans la première période (de 1632 à 1641) la population moyenne, appartenant à la religion prétendue réformée. était de. . . . . 1,798 hab., ou 359 fam.

2° Dans la deuxième période (de 1642 à 1651) de. . . . 1,550 hab., ou 310 fam.

3° Dans la troisième période (de
    1652 à 1661) de. . . . 1,147 hab., ou 229 fam.
4° Dans la quatrième période (de
    1662 à 1671) de. . . . 1,116 hab., ou 223 fam.
5° Dans la cinquième période (de
    1672 à 1681) de. . . . 1,178 hab., ou 235 fam.
6° Dans la sixième période (de
    1682 à 1684) de. . . . 1,085 hab., ou 217 fam.

C'est pour la période des 54 années, une naissance sur 31 hab.

Les décès dont j'ai cru inutile de surcharger ces tableaux ont été moins nombreux que les naissances. L'excédant de celles-ci donne une différence d'un dixième.

Les mariages sont dans la proportion d'un sur cent quarante-trois habitants. Il est très probable que leur chiffre était plus considérable. On s'explique le petit nombre de ceux qui ont été inscrits sur les registres, par les alliances que les réformés, la plupart d'origine étrangère à Tours, allaient contracter dans leur pays.

Nous ferons remarquer que dans les dix derniéres années, la moyenne des mariages était moins variable et un peu plus élevée.

Tels étaient, au 17e siècle, les éléments constitutifs, les conditions de la loi d'existence d'une fraction d'habitants qui formait la 50° partie de la population totale, et qui était, presque entièrement, composée de marchands, de fabricants et d'ouvriers.

Trois mois après la révocation, époque où l'église réformée comptait à Tours 1,085 communians transformés par l'esprit de parti en 3,000 familles, soit 15,000 individus, Amelot de Gournay, archevêque, recevait entre ses mains, l'abjuration de 500 habitants appartenant à

ce culte. Les autres religionnaires, à peu près en nombre
égal, avaient fui, demandant à l'étranger les privilèges,
les exemptions de droits, les secours de toute nature, qui
leur étaient offerts depuis plusieurs années.

Cette émigration dont les historiens ont si fortement
exagéré l'importance, qu'il y a tout lieu de croire que
leurs supputations ont été données au hasard, enleva-
t-elle à notre ville cette industrie de la soie où elle excel-
lait, de telle sorte, que « peu de temps après la désas-
« treuse mesure de 1685, la décadence de l'industrie et
« et du commerce de Tours fut complète, et le nombre
« de ses habitants réduit de 80,000 à 33,000. »

Et d'abord, quand les protestants, au nombre de 500,
quittèrent la ville, ce groupe d'émigrants représentant
un peu plus de 100 familles, était de tous les âges, de
tous les sexes ; circonstance qui réduit singulièrement
le nombre des chefs de manufacture et des ouvriers vraiment utiles, pouvant laisser un vide dans les comptoirs,
dans les ateliers, et influer par le fait de leur absence sur
la prospérité de la fabrique. Ceci admis: il faut supposer,
pour reconstruire les chiffres fantastiques qui ont été mis
en avant, que l'industrie et le commerce étaient tout
entiers entre les mains des émigrants, qu'ils étaient seuls
en possession des procédés et des méthodes applicables
à la confection des étoffes de soie, à la draperie, à la
tannerie, à l'orfévrerie, à la passementerie, branches
les plus importantes du commerce de Tours. Or, c'est là
évidemment une opinion qui n'est pas soutenable, tant
elle est absurde. Il suffit de parcourir les registres de
l'état-civil de Notre-Dame-La-Riche, de Saint-Pierre-le-
Puellier, de Notre-Dame-de-l'Écrignolle, etc., pour s'assurer que, dans la première de ces paroisses, la plus peu-

plée de la circonscription, la proportion des ouvriers en soie et des maîtres, était à la population comme 16 est à 20, et que dans les autres paroisses, les professions se rattachant aux arts et métiers, tels que la soierie, l'orfévrerie, la draperie, la tannerie, comptaient un nombre considérable d'artisans et de chefs d'atelier professant la religion catholique. En présence d'un témoignage si authentique, ne serait-ce pas le comble de l'extravagance, que d'attribuer d'une manière exclusive *à ceulx de la religion prétendue réformée* le génie du commerce et de l'industrie. Bien mieux encore, on jugeait les ouvriers calvinistes si peu indispensables au travail des manufactures, qu'ils n'étaient employés que proportionnément à leur population, que certains fabricants n'admettaient aucun réformé dans leurs ateliers, et qu'ils n'étaient pas même compris dans cette longue liste des corporations ouvrières dont les registres ont été conservés aux archives du département.

Je suis loin de nier que la retraite des réformés dont la plupart avait des capitaux engagés dans les principales manufactures de Tours, ait pu s'effectuer sans porter un préjudice réel à leurs intérêts, et à la situation de l'industrie et du commerce ; le savoir et l'habileté d'un grand nombre d'entre eux firent bien certainement une lacune dans le pays, mais l'hypothèse que je ne saurais admettre, parce qu'elle ne repose sur aucune donnée raisonnable, parce qu'elle est contraire aux documents numériques énoncés plus haut, contraire aux témoignages des registres de l'état civil, c'est que la perte éprouvée par suite du départ des protestants causa, non-seulement la ruine du commerce de Tours, mais encore détermina un de ces grands mouvements de dépopulation dont la peste et la famine avaient, seules jusqu'alors, possédé le secret.

L'histoire, non pas celle écrite par les auteurs qui n'affirment que ce qui leur plaît, mais par des hommes de savoir et de conscience, ne laisse aucun doute sur ce fait, que si, durant les dernières phases du règne de Louis XIV, la France éprouva une profonde atteinte dans son commerce et sa richesse, cette crise ne fut pas plus le résultat de la révocation de l'édit de Nantes que de l'émigration des réformés. La cause réelle de cette décadence, fut la guerre qui, commencée en 1688, dura dix ans, et reprise en 1701 en dura douze ; ce qui fait vingt-deux ans sur trente d'écoulés depuis 1685 jusqu'en 1715 ; période malheureuse qui interrompit toutes nos relations commerciales avec l'Europe et qui épuisa le royaume. (Voy. l'*Histoire de M*^me *de Maintenon* par M. le duc de Noailles.)

§ III. — Dénombrement de 1700.

Mais laissons là les faits généraux, et traitant la question en soi, voyons ce qu'elle a de plus particulièrement applicable à la reconstruction des chiffres dont M. de Miromesnil a chargé son tableau. A cet effet, il nous paraît nécessaire de donner quelques nouveaux aperçus numériques à l'appui du relevé des naissances qui a servi de base à mon travail. Les résultats rapprochés des données obtenues, rendront plus évidentes encore les exagérations relatives au nombre des habitants de Tours, à la situation de leur industrie, durant la période décennale qui précéda l'année 1685, période, qui sans aucun doute fut très-florissante, mais qui n'atteignit pas ce

haut degré de prospérité auquel l'ont élevé des supputations pleines d'erreurs.

Un document fourni par Hue de Miromesnil sur l'état
de la généralité de Tours, en 1700, fait connaître qu'en
1672, cette ville comptait : « une population de 80,000
« habitants, 700 moulins à ouvrer la soie, 8,000 mé-
« tiers à tisser les étoffes, et tant à Tours que dans les
« environs, 3,000 métiers de rubanerie et de passe-
« menterie. La fabrique de la soie employait 20,000
« ouvriers, le dévidage 40,000 ; le tarif montait,
« chaque année, à DIX MILLIONS de livres de soie; la tan-
« nerie occupait 400 maîtres ; la draperie 120 maîtres
« et 250 métiers; il y avait 10 places publiques ; 138
« rues ; 4,500 maisons ; 2 hospices, etc. La consom-
« sommation de la viande était de 90 bœufs par
« semaine. »

Au milieu des exagérations vraiment étranges (1) que
l'on rencontre dans le tableau de la généralité de Tours
en 1,700, on s'explique difficilement comment une population de 80,000 ames (ce qui suppose 17,800 familles),
pouvait se développer et vivre dans 4,500 maisons qui,
souvent, ne comprenaient qu'un rez-de-chaussée et un
grenier, plus souvent, peut être, un étage, très-rarement

---

(1) C'est à propos de la grande statistique que Louis XIV fit faire en 1700
de toutes les provinces de son royaume, travail incomplet et fautif que M. le
duc de Bourgogne eut sous les yeux, et qu'il avait le moyen de contrôler, que
ce prince d'une instruction si profonde, s'exprimait en ces termes:... « Ce
« qu'il y a de plus surprenant c'est que plusieurs maîtres des requêtes, dans des
« instructions qu'ils m'adressèrent sur leurs généralités, adoptèrent ces bruits
« populaires (les exagérations) et annoncèrent par là combien ils étaient peu
« instruits de ce qui devait les occuper le plus. Aussi leur rapport se trouve-
« t-il contredit par d'autres, et démontré faux par la vérification faite en plu-
« sieurs endroits. » (Vie du Dauphin par l'abbé Proyart, t. 11, p. 82.)

deux. Cet entassement de dix-huit personnes sous e toit d'une de ces nombreuses habitations, étroites, mal aérées que nous a léguées l'ancien Tours, nous semble une impossiblité d'autant plus évidente que, dans cette supputation il faut nécessairement tenir compte de l'espace occupé par 11,250 métiers pour la soie, la rubanerie, la passementerie, la draperie; 2° De l'espace nécessaire à l'emplacement de 700 moulins à ouvrer la soie, de 400 ateliers de tanneurs, etc.

Si je ne craignais de trop m'appesantir sur ce sujet, je dirais qu'à l'époque dont je parle, une population de 80,000 âmes devait fournir comme moyenne annuelle :

Naissances,	2581	au lieu de	1620
Décès,	2222	au lieu de	1496
Mariages,	553	au lieu de	365

J'ajouterais qu'il est en dehors de toute vraisemblance, qu'en ces temps éloignés où la force de reproduction parvenue à son plus haut dégré d'intensité, balançait à son profit le chiffre de la mortalité, où les mariages étaient incomparablement plus nombreux que de nos jours, la proportion des naissances à la population fut d'un sur cinquante habitants, celle des décès de un sur cinquante-quatre, et enfin celle des mariages de un sur deux cents trente-quatre.

Je voudrais abréger, et je m'aperçois que bien des erreurs encore méritent d'être relevées ; comme elles se rattachent de la manière la plus intime à cette question de dénombrement que j'ai pris à tâche de rendre à ses proportions réelles, je ne saurais les passer sous silence.

Le rapport de l'Intendant de Tours porte que le tarif

de cette ville montait, annuellement à DIX MILLIONS DE LIVRES DE SOIE, et que cette manufacture employait SEPT CENTS MOULINS et 40,000 personnes pour le devidage. (1)

Et d'abord, rien n'est plus facile à confondre que la fiction de cette énorme quantité de soie, qui, réduite en balles ordinaires de 160 livres chacune, en aurait formé SOIXANTE-DEUX MILLE CINQ CENTS.

Voici qui est précis et non contesté : toutes les soies employées dans le royaume passaient forcément par la douane de Lyon. (2)

Or, le compte général de celles qui, année commune, arrivaient à cette douane, ne montait qu'à TROIS MILLE BALLES. Quand donc, tout ce qui en serait entré dans le royaume aurait été dirigé sur Tours, quelle distance ne resterait-il pas de ce total de TROIS MILLE à la quantité prétendue de SOIXANTE-DEUX MILLE CINQ CENTS ? le Languedoc, la Provence, le Dauphiné, vrais pays de culture pour la soie, n'en fournissaient qu'environ douze cents, année commune.

Relativement aux 700 moulins allégués par l'auteur du rapport, et aux 40,000 personnes employées au devidage, l'allégation est aussi hasardée, aussi inexacte, et ne sert qu'à convaincre M. l'Intendant de la généralité de Tours de la plus déplorable impéritie.

Suivant le calcul des artistes les plus compétents en

(1) Voy. Berault-Bercastel. (*Hist. de l'Église*, t. 12, p. 95, édit. Pelier de la Croix.

(2) *Mémoires des Marchands de Lyon*, p. 102.

(3) *Dictionnaire des Sciences naturelles*, SOIE, p. 254.

pareille matière, pour ouvrer les DIX MILLIONS prétendus
de livres de soie, déduction faite du tiers qui est pour
la chaîne et qui arrivait tout ouvré, il eut fallu, 1° au
lieu des 700 moulins indiqués, 2,700 à 2,800 moulins;
2° au lieu des 40,000 devideurs ou devideuses,
(l'usage des rouets de Lyon n'était pas encore inven-
té,) 66,000 auraient à peine suffi, et encore dans ce dernier chiffre ne sont pas même compris 8,000 femmes
ou enfants occupés à mettre la trame sur les canettes.

De toutes ces évolutions de nombres, il résulterait
qu'en 1672 l'industrie seule de la soie aurait occupé à
Tours 94,000 ouvriers de tout sexe, de tout âge, savoir:

Fabrique de soie,	20,000
Dévidage,	66,000
Employés à mettre la trame sur les ca- nettes,	8,000
Total égal,	94,000

Je n'insisterai pas davantage sur les évaluations fabu-
leuses de l'Intendant de Tours, leur examen tout nécessaire qu'il était, a déjà dépassé les limites de la
patience.

Il ne me reste plus maintenant, pour mener à fin la
tâche difficile que j'ai entreprise, que de dire quelles furent les CAUSES PARTICULIÈRES qui concoururent à l'affaisse-
ment si grave du commerce et de l'industrie de Tours
et à sa dépopulation.

On explique en effet très-bien ce qui se passa alors,
quand on examine les faits avec attention.

Et d'abord, ce fut seulement dans les dernières années du 17° siècle et au commencement du siècle suivant,

que se manifestèrent les signes avant-coureurs de la
chute des fabriques de soie , et que les ouvriers inoccu-
pés commencèrent leurs migrations vers des contrées
plus favorables à leur genre d'industrie. Cette crise dont
les effets furent si funestes à la prospérité de Tours, que
les maisons étaient , en 1711 , réduites au tiers de
leur ancienne valeur, (1) et que les propriétaires trouvaient moins de perte réelle à en vendre les matériaux qu'à
les mettre en cours de réparation , cette crise, dis-je fut
déterminée par deux faits considérables: Un édit de Louis
XIV ayant retiré aux ouvriers et aux maîtres, la plupart
des priviléges qui leur avaient été octroyés par Louis XI
et par Charles VIII, celui, entre autres, d'une si grande
importance pour eux « d'acheter les soies crues dedans
et dehors le royaume, la contrainte où ils se trouvèrent
de tirer, désormais, de Lyon, les matières premières, ›
ville où, dit un écrivain contemporain, elles étaient sur-
vendues et altérées, dans leur qualité, par le mélange qui
s'y faisait « des balles, » fit que, au bout de peu temps, les
produits si remarquables de la Fabrique de Tours , inférieurs de choix , cessèrent de soutenir la concurrence
avec ceux de Florence, de Venise, de Gênes, et de Lyon.
Dès lors, cette magnifique industrie qui, dit-on, attirait en
Touraine près de six millions de numéraire, année commune , se vit déshéritée de la faveur dont elle avait joui
si longtemps sur les principaux marchés de l'Europe.

Une circonstance passée inaperçue, vint prêter son fatal concours aux embarras du moment, et augmenter la
souffrance des affaires.

(1) *Dictionnaire de Lamartinière* (art. TOURS).

L'instabilité de la mode avait mis en grande faveur les toiles peintes et les étoffes de l'Inde. Ces articles « où « tout le monde court avec empressement à cause de « leur nouveauté et du bas prix, et dont le trafic se fait « argent comptant et non par troc ou échange de mar- « chandises, » (1) établirent une concurrence telle que la fabrique se vit contrainte de baisser ses prix et les ou- vriers de travailler au rabais. (2) Il suivit de là « que les fabricants de soierie éprouvèrent des pertes consi- dérables et qu'un grand nombre fut ruiné. » (3)

La draperie qui « estait en réputation » auparavant l'an 1460, (4) époque où elle fut établie par lettres patentes de Charles VII, datées de Bourges, comptait, au 16e et au 17e siècle, plus de 250 métiers et de 120 maîtres. Malgré cet état de prospérité apparente, cette industrie suc- comba quelques années après la chute de la soierie, sous le poids des gros emprunts qu'avait faits, à différentes époques, les corps de métiers. En 1720, les plus anciens obligés étaient morts ou ruinés. Personne ne se souciait de remplir les vides faits dans les rangs des maîtres, car

(1) *Mémoire sur la généralité de Tours*, manuscrit, p. 19-20.

(2) On devrait, dit l'intendant qui rédigea le mémoire déjà cité, « défendre « tout à fait le commerce des Indes, et à toutes personnes d'emporter de même « qu'on a fait des toiles peintes par exemple. Les désordres qu'elles causèrent « dans les manufactures de soyes et de linage estant à craindre qu'ils ne devien- « nent encore plus grands dans la suite s'il n'y est apporté un prompt re- « mède. »

(3) Voy. état de la France de 1698.

(4) *Mémoire déjà cité*. Les lettres patentes exemptaient les ouvriers en draps, durant 10 ans, de guet, de gardes de portes et d'aydes pour les draps qu'ils feraient de leurs mains.

chacun reculait devant la crainte de ne pouvoir supporter les charges d'une corporation dont les membres étaient solidaires. Dans cet état de choses, la fabrique déposa son bilan.

La tannerie qui avait enrichi un grand nombre de familles, et dont les ateliers avaient été réduits de 400 à 44 dans toute l'élection de Tours, partagea le sort de la soierie et de la draperie. « La raison de sa diminution « vint du peu de consommation de bœufs, de taureaux « et de vaches, surtout dans la ville de Tours, tant à « cause de la diminution des peuples qu'à cause de leur « nécessité et de la guerre. (1) »

Des faits qui précèdent, il résulte :

1° Qu'à aucune période du dix-septième siècle la population n'a atteint le chiffre de 80,000 âmes ;

2° Qu'il y a les plus fortes présomptions de croire que la moyenne de la population de 1670 à 1685 excédait à peine le nombre de 50,000 ;

3° Que la révocation de l'édit de Nantes a diminué le nombre des habitants, de 120 familles protestantes environ, et non pas de 3,000.

4° Que la décadence du commerce et de l'industrie, le décroissement de la population ne se sont manifestés d'une manière bien marquée que 15 à 20 ans après l'ordonnance de Louis XIV.

5° Que les causes déterminantes de cette crise n'ont en aucun rapport avec le fait politique du 22 octobre 1685.

(1) *Mémoire loc. cit.*

CHAPITRE II.

—

Des naissances, des mariages, des décès et de la population de Tours,
de 1691 à 1790 (cent années).

§ Ier.

Le tableau suivant contient les chiffres inédits du
mouvement de la population de Tours, durant les cent
années écoulées, de 1691 à 1790. L'évaluation du nombre des habitants a été faite d'après des documents
statistiques qui appartiennent à des époques où les
dénombrements, tête par tête, étaient une opération
très-rarement pratiquée, difficile à exécuter, toujours
incomplète ou fautive, et où la loi de population était
encore une découverte à faire. Je me suis efforcé de
donner au petit nombre de matériaux que j'ai recueillis
une valeur approximative plus certaine en opérant sur
les naissances, les mariages et les décès au moyen d'un
multiplicateur normal, puis, comparant entre elles les
moyennes obtenues, j'ai déduit de ce calcul le nombre
des habitants, pour chaque série de dix et de vingt
années. Cette détermination de la population ne s'écarte
pas de la véritable au-delà d'une étroite limite ; elle doit
donc être considérée comme étant d'une extrême probabilité.

Si l'on recherche la proportion successive des divers

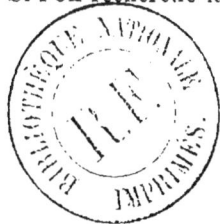

7

éléments sociaux que nous fournit l'examen du mouvement de la population pendant la période étudiée, soit
que l'on divise cette période en dix époques de dix
années, ou en cinq époques de vingt années, on trouve
qu'il y a tantôt égalité entre les naissances et les décès,
tantôt un excédant des premières, ou un excédant des
seconds. Ces variations entre les moyennes consécutives
des séries de dix ou de vingt années ne sont pas un effet
fortuit, elles dépendent de certaines circonstances qui,
partout et toujours, contribuent à élever ou à abaisser le
chiffre au-dessus ou au-dessous de la moyenne générale.
Le bonheur ou le malheur des temps, la prospérité ou
la décadence de telle branche d'industrie particulière à
la ville, et une foule d'autres causes indiquées dans le
cours de ce mémoire, donnent l'explication la plus probable de ces divers écarts. Du reste, toutes les petites
différences qui résultent de la comparaison d'une période
décennale avec celle qui la précède ou la suit, s'effacent
et laissent voir la marche générale de la population,
dès que l'on embrasse, dans leur ensemble, les périodes
semi-séculaires.

Quant à l'excédant d'un 30ᵉ des naissances sur les
décès, pendant les cinquante dernières années, nous
avons constaté l'existence de ce fait dans toutes les villes
et gros bourgs des trois provinces qui composaient la
généralité de Tours. Cet abaissement du nombre des
décès, par rapport à celui des naissances, est général,
du moins dans les villes, pour l'époque que comprennent mes recherches; c'est ainsi que tant de villes où
l'on observait plus de morts que de naissances, comptent
aujourd'hui un plus grand nombre de celles-ci que de
celles-là. On doit l'attribuer, en ce qui concerne Tours,

1° A la suppression graduelle de plusieurs communautés, ou d'établissements religieux ; 2° A la diminution de l'effectif du clergé régulier ; 3° A l'abandon des ateliers par diverses classes d'ouvriers, la plupart célibataires ; population flottante qui, comme la précédente, donnait plus de morts que de naissances ; 4° Au départ de beaucoup de jeunes gens quittant le sol natal, qui ne leur offrait pas assez de ressources, pour chercher ailleurs du travail et une existence mieux assurée ; 5° A l'accroissement du chiffre des enfants trouvés, lesquels comptaient dans la ville pour leur naissance, et dans les villages pour leur mort ; 6° Peut-être aussi, si l'on en juge par ce qui se passe aujourd'hui, à ce qu'un assez grand nombre d'habitants de Tours, arrivés à un certain âge, allaient, après avoir fait une petite fortune, finir leurs jours à la campagne, parce qu'ils y vivaient plus économiquement, et loin du bruit des affaires ; 7° A quelques améliorations hygiéniques, résultant du pavage des rues anciennes, et de l'ouverture de rues nouvelles qui, en faisant disparaître de nombreux foyers d'infection, ont répandu l'air et la lumière là où étaient depuis des siècles des rues étroites, fangeuses, sans ventilation, bordées de sales et vieilles maisons, dans lesquelles se trouvait entassée une population disposée d'avance à subir toutes les influences morbides.

Les registres mortuaires n'indiquant pas toujours l'âge des décédés, presque jamais celui des enfants morts dans les premières années de la vie ; il m'a été impossible de donner le chiffre de la *vie moyenne*, c'est-à-dire de faire connaître le nombre d'années que chacun aurait vécu, si la durée de la vie eût été la même pour tous.

TABLEAU COMPARATIF des *Naissances*, des *Mariages*, des *Décès* et de la *Population*, de 1691 à 1790,

(CENT ANS.)

ANNÉES.	SEXE MASCULIN.		SEXE FÉMININ.		DEUX SEXES.		MARIAGES.	POPULATION MOYENNE par 10 ans et par 20 ans.	
	Naissances.	Décès.	Naissances.	Décès.	Naissances.	Décès.			
DE 1691 à 1700	7,387	6,045	7,030	6,462	14,417	12,507	3,868	44,035	39,490
1701 à 1710	6,356	5,939	6,060	6,498	12,416	12,437	3,250	37,290	
1711 à 1720	5,474	5,873	5,386	6,484	10,860	12,054	3,000	34,908	33,842
1721 à 1730	5,348	5,240	5,278	5,428	10,626	10,668	2,564	32,761	
1731 à 1740	5,523	5,238	5,358	5,247	10,881	10,455	2,689	32,534	32,696
1741 à 1750	5,406	5,246	5,257	5,649	10,663	10,895	2,495	32,858	
1751 à 1760	5,081	4,527	4,741	3,734	9,822	8,258	2,269	26,423	27,114
1761 à 1770	5,169	4,900	4,488	4,832	9,657	9,732	2,270	28,405	
1771 à 1780	4,907	4,579	4,546	4,772	9,453	9,351	2,734	26,320	25,333
1781 à 1790	4,920	4,636	4,550	4,788	9,470	9,424	2,451	24,446	
Totaux :	55,774	52,223	52,694	53,558	108,465	105,781	27,584		

Résultats généraux : *Naissances.* Moyenne annuelle de 1691 à 1790 : 1084. La proportion des naissances des deux sexes est de :

Garçons ,	55,771
Filles ,	52,694
Total :	108,465 naissances.

Décès : moyenne annuelle 1,057. La proportion des décès des deux sexes est de :

Hommes ,	52,223
Femmes ,	53,558
Total :	105,781 décès

Il suit de là que le nombre des naissances a surpassé celui des décès de 2,684, soit : 26, 84/100° par an.

La comparaison du nombre des naissances et des décès de chaque sexe donne le résultat suivant :

Il est né 55,771 garçons ; il est mort 53,558 femmes, — mort 52,223 hommes ; — né 52,694 filles.

Excédant des naissances masculines. .	1,335
Excédant des décès féminins. . . .	3,077

Ainsi, il est né plus de garçons que de filles, et il est mort plus de femmes que d'hommes, il est né plus d'hommes qu'il n'en est mort , et il est mort plus de femmes qu'il n'en est né. Ce fait anormal, en apparence, ne saurait être attribué qu'à des émigrations d'hommes et à des immigrations de femmes , principalement de domestiques étrangères à la ville.

Pendant la même durée de temps, il y a eu 19,820 naissances enregistrées d'enfants naturels ; soit : une nais-

sance hors mariage sur 4, 9/19ᵉˢ naissances légitimes.
Enfin , il est né à Tours , pendant 100 années consécutives depuis 1691 jusqu'à 1790 , savoir :

Enfants légitimes,		Enfants illégitimes,	
Garçons,	Filles ,	Garçons,	Filles ,
45,836	42,809	9,935	9,885

Ou , en ramenant les filles à 1,000 , on a :

1,070,7ᵉ   1,005,06ᵉ

D'où il suit que l'excédant des garçons sur les filles est
beaucoup plus considérable dans les naissances hors mariage.

Ce résultat qui se reproduit assez généralement dans
les autres pays , vient corroborer ce fait établi dans
l'annuaire du bureau des longitudes de Paris, que l'excédant des naissances de garçons sur celles des filles est
plus élevé pour les enfants légitimes que pour les enfants
naturels. On y voit que pour 10,000 filles qui viennent
au monde, il faut compter en France 10,657 garçons
dans les naissances légitimes , et seulement 10,484 dans
les naissances illégitimes. A Tours la proportion des enfants nés en mariage serait de 10,700 , celle des enfants
naturels de 10,050.

J'ai cherché s'il ne serait pas possible de trouver l'explication de l'excédant des naissances mâles légitimes dans la
préférence accordée aux garçons par beaucoup de parents.
C'est qu'en effet, il est d'observation qu'après la naissance des garçons, il y a, en général , une tendance marquée à s'arrêter dans la procréation des enfants. Je suis
donc autorisé à croire que l'effet produit dépend de la di-

minution des naissances, après celle d'un enfant mâle, tandis que cette diminution n'a point lieu après la naissance de filles. Or, la préférence dont je viens de parler assure une chance réelle aux naissances mâles, chance qui n'existe pas pour l'autre sexe. Par exemple, après trois naissances mâles, si ce nombre est la limite qu'on s'est proposé, on exclut également toute naissance subséquente de l'un et l'autre sexe. Il n'en est pas ainsi, après trois naissances féminines, dans ce cas on n'exclut pas celle des enfants mâles, mais seulement celle du sexe féminin.

Je me suis bien souvent demandé pourquoi le rapport des sexes n'est pas le même dans les naissances légitimes et illégitimes? Mais c'est en vain que voulant remonter à la source de ce résultat, j'ai tenté de m'en rendre compte, en l'attribuant aux occupations habituelles, au genre de vie, à l'état d'aisance ou de misère des habitants, tout cela n'a aucune influence sur la proportion respective suivant laquelle les deux sexes viennent au monde. Peut-être, faudrait-il pour mettre en évidence la cause première de cette différence, des observations plus nombreuses, plus multipliées que toutes celles que j'ai pu réunir, et encore, la question serait-elle plus facile à résoudre? Il est permis d'en douter.

Il naît plus de garçons que de filles. C'est une loi de la nature, qui varie quelquefois de peuple à peuple, mais qui n'a point changé pour chacun d'eux depuis qu'on l'observe. On ne sait rien de la cause déterminante de cette loi, rien aussi de celle qui établit que le rapport des sexes n'est pas le même dans les naissances légitimes et les naissances hors mariage.

Nous nous bornerons, quant à présent, à ces considérations, nous aurons plus tard l'occasion de revenir sur ce sujet.

§ II. — Naissances.

MOYENNE DES NAISSANCES.

Rapport des naissances à la population.

Il est né, année moyenne, 1,188 individus pendant la première période; ce nombre a été de 981 dans la période suivante. Ce rapport est de une naissance annuelle pour un peu moins de 30 habitants, durant les cinquante années comprises entre 1691 et 1740.

Il est de une naissance annuelle pour 29 habitants 3/9°, de 1741 à 1790.

§ III. — Mariages.

MOYENNES ANNUELLES.

Pendant le même espace de temps, il y a eu, année moyenne, 362 mariages; dans la seconde période de même durée, ce nombre n'a plus été que de 253.

Moyenne totale des deux périodes, 310. Le maximum de variations a eu lieu de 1690 à 1710. Ainsi dans les premiers dix ans, la moyenne était de 386, elle n'a plus été, les dix années suivantes, que de 325. Pendant les autres périodes décennales, la moyenne des différences d'une période à l'autre est seulement de 26.

Décroissement des mariages.

Premiers 10 ans :	3,868 mar.
Derniers 10 ans :	2,454 mar.

Ce décroissement est plus fort que celui de la population dans la proportion de 32 pour 1000, ou de 5

pour 100. Ainsi la population des dix premières années
étant à celle des dix dernières années, comme 1,000 est
à 666, les mariages correspondants à ces deux périodes
sont comme 1,000 est à 634.

Rapport des mariages à la population. — Il y a eu
dans la première période de 50 ans, année moyenne,
un mariage sur 115 habitants ; soit, une personne se
mariant sur 57. Durant la deuxième période demi-
séculaire, ce rapport a été d'un mariage sur 114 habitants 5/8ᵉˢ.

Rapport des mariages aux naissances. — La première
moitié des cent années étudiées donne 15,368 mariages,
et 49,490 enfants légitimes.

Par conséquent, un mariage a produit pendant ce
temps, année commune, 3 enfants 7/10ᵉˢ ; la faiblesse
numérique de ce résultat pourrait bien n'être qu'apparente. Nous avons de fortes raisons de croire qu'elle
provient de ce que, à cette époque, de nombreuses
omissions d'enfants morts-nés réduisaient, d'un 30ᵉ
environ, le chiffre réelle des naissances, et encore que la
misère, la cherté des subsistances, l'état fâcheux du
commerce et de l'industrie, déterminaient un grand
nombre d'individus mariés à aller s'établir ailleurs.

Les mariages de la seconde période donnent les rapports suivants :

> 12,216 mariages,
> et 39,155 enfants légitimes.

ou par mariage, moyenne annuelle, 3 enfants 8/01ᵉˢ.

Au surplus, que ces nombres soient ou non au dessous de la moyenne réelle, c'est toujours, comme nous,

en divisant le nombre des naissances légitimes par celui des mariages d'une période donnée, que les statisticiens ont établi le chiffre de la fécondité matrimoniale d'un pays.

Age comparatif des conjoints. — J'ajouterai qu'à la suite du dépouillement d'un des registres de Notre-Dame Lariche, j'ai constaté que, vers le milieu du 18e siècle, l'âge moyen des garçons se mariant était de 28 ans, celui des filles de 23 ans. A la même époque, il était, à Paris, de 29 ans 68 jours, pour les garçons; de 24 ans 12 jours pour les filles.

J'ai pu m'assurer aussi qu'alors, comme aujourd'hui, l'age absolu des conjoints présentait les extrêmes les plus bizarres. Ainsi, des garçons et des filles plus que sexagénaires ne craignaient pas de s'engager, pour la première fois, dans les liens de l'hymen. Des veufs septuagénaires s'unissaient à des jeunes filles de 22 ans, et des veuves qui comptaient douze à treize lustres, confiaient le soin de leurs destinées à des adolescents de 24 ans.

§ IV. — Décès.

MOYENNE.

De 1691 à 1740, il est mort, année moyenne :

> 567 hommes,
> 595 femmes ;

Total. . 1,162

De 1741 à 1790, la moyenne annuelle des décès a été de :

> 477 hommes,
> 476 femmes,

Total. . . 953

Moyenne des cent années :

> hommes. . 521
>
> femmes . . 535
>
> ————
>
> Total. . . 1056

L'excédant des décès féminins, qui est de 1/20e dans les cinquante premières années, s'efface dans la période suivante.

Accroissement des décès. — Il résulte de ce qui précède que la mortalité de la première période étant à celle de la seconde, comme 910 est à 953, il y a eu augmentation de décès de 1741 à 1790 = la proportion est : 100 :: 104.

Rapport des décès à la population. — Il est mort annuellement dans la première période 1,162 individus, ou 1 sur 30 habitants 8/11es.

La deuxième période compte, année commune, 953 décès, ou 1 décès sur 28 habitants 5/10es. La proportion des décès à la population a donc été, de 1691 à 1740, presque rigoureusement égale à celle des naissances. Il n'en a pas été de même de 1741 à 1790 : la mortalité, comparée à la population, a augmenté de 1/22e ; comparée aux naissances, celles-ci ont produit un excédant de 1/30e.

Décès à l'hôpital. — Les décès à l'Hôtel-Dieu et à l'Hôpital général, tels qu'ils résultent de plusieurs documents manuscrits laborieusement compulsés au dépôt des archives, donnent l'ensemble suivant :

> Décès masculins : 12,500
>
> Décès féminins : 11,200
>
> ————
>
> Total. . . 23,700

De 1771 à 1774, sur 1,000 décès, moyenne annuelle, on comptait 280 décès, soit à l'Hôtel-Dieu, soit à l'Hôpital général. Ces décès étaient ainsi répartis :

Décès à domicile :	hommes 350,	femmes 370
— A l'Hôtel-Dieu,	— 113,	— 82
— A l'Hôpital gén.,	— 42,	— 43

A cette époque, la population ouvrière de Tours était considérable.

« Le prix excessif du pain est fort à charge (1) aux ouvriers employés aux manufactures de cette ville. Dans la paroisse de Notre-Dame La Riche, les fièvres inflammatoires et la misère en enlèvent, chaque année, un grand nombre; il en est de même dans quelques autres paroisses de la ville..... La misère dans le plat pays, la cherté du pain, la mauvaise nourriture dépeuplent les campagnes. »

Si l'on recherche la proportion des morts à l'hôpital sur les décès généraux, pendant l'espace des cent années que nous venons d'étudier, on trouve 1 décès masculin sur 4 décès 1/6e à domicile; 1 décès féminin sur 4 décès 8/11es à domicile; ensemble, 1 décès à l'hôpital sur 4 décès 11/12es à domicile.

Les enfants trouvés et abandonnés, reçus à l'hospice de la Madeleine, fondé en 1741 par M. de Rastignac, archevêque de Tours, ont une moyenne annuelle représentée par 198 naissances. Le maximum des expositions correspond aux cinq années écoulées de 1765 à 1770. On comptait alors 230 expositions, année commune.

_____

(1) Manuscrits des archives ; généralité de Tours.

Pendant les dix années précédentes, 1,686 entrées fournirent 1,167 décès.

Sur 11,682 admissions qui eurent lieu, du 1er janvier 1742 au 1er janvier 1801 (59 ans), les décès diminuèrent ce nombre de 7,788, ce qui équivaut à deux décès sur trois entrées.

Le nom de la mère n'est jamais désigné dans l'acte de baptême. La proportion selon laquelle les enfants ont été reconnus par le père et la mère, ou légitimés par un mariage subséquent, établit le rapport approximatif de 1 sur 825.

Le gouvernement allouait à l'hôpital de la Madeleine un secours annuel de soixante francs pour chaque enfant au-dessous de sept ans ; ils étaient mis en nourrice chez des femmes de la campagne qui les gardaient jusqu'à ce qu'ils eussent accompli leur deuxième année.

Rapport des naissances aux décès. — La comparaison du nombre respectif des naissances et des décès donne ce résultat, que pendant la période demi-séculaire, de 1691 à 1740, la balance est égale, mais que, dans la période suivante, les naissances l'emportent de 1/30e.

Si, dans cet examen, on considère chaque sexe à part, on voit que chez les hommes les naissances surpassent habituellement les décès, et que chez les femmes le contraire a lieu.

Résultats généraux. — Des documents numériques qui précèdent il ressort les faits suivants :

1° Durant la période centenaire qui se termine au 1er janvier 1179, le nombre des naissances a surpassé celui des décès de 26, 084cs par année.

2° Il est né plus de garçons que de filles ; ils est mort plus de femmes que d'hommes.

3° Il est mort moins d'hommes qu'il n'y a eu de naissances masculines, et il est né moins de femmes qu'il n'y a eu de décès féminins.

4° On a compté 1 naissance hors mariage sur 4, 9/19ᵉˢ naissances légitimes.

5° L'excédant des garçons sur les filles a été beaucoup plus considérable dans les naissances légitimes que dans les naissances illégitimes.

6° Le rapport des naissances à la population a été de 1 sur 33 habitants.

7° Il y a eu 1 mariage sur 114 habitants 059ᶜ, et par mariage 3 enfants 7/15ᵉˢ.

8° Le rapport des décès à la population a été de 1 sur 30 habitants 5/10ᵉˢ.

10ᵉ Le décroissement de la population a été de 1/3.

Résultats comparés des deux époques, de 1691 à 1740, et de 1741 à 1790.

Il résulte des moyennes comparées de ces deux périodes :

1° Que le nombre relatif des naissances a diminué dans la deuxième époque, c'est-à-dire de 1741 à 1790 ;

2° Que, malgré cette diminution, elles l'emportent encore de 1/30ᵉ sur les décès ;

3° Qu'il y a eu une légère augmentation de la proportion des mariages et de leur force productive ;

4° Que la proportion des décès, comparée à la population, s'est accrue de 4 pour 100 ;

5° Que cette augmentation du chiffre mortuaire vient à l'appui de l'opinion qui attribue à la misère, aux besoins et aux privations qu'elle impose, une influence exclusive sur l'accroissement de la mortalité ;

6° Que la diminution de la population, dont la moyenne annuelle était, durant la première période, de 170, s'est élevée dans la seconde à 218, 1/9°.

POPULATION.

La connaissance précise de la population de Tours, toute importante qu'elle est, a été jusqu'à ces derniers temps une question difficile à résoudre ; des recensements ont eu lieu pendant la deuxième moitié du 18e siècle ; mais ces opérations, mal exécutées, n'ont produit que des résultats inexacts (1). Les chiffres que j'ai obtenus, en déduisant du nombre moyen des naissances, des décès et des mariages, la quantité moyenne des habitants, paraîtront peut-être un peu lourds, dans la dernière période décennale, mais, en général, ils méritent confiance, car ils sont le plus approximatifs que possible, et par conséquent comparables entre eux pour toutes les autres parties des 17e et 18e siècles.

Un recensement que je trouve dans les notes que feu Chauveau, le savant bibliothécaire de notre ville, a laissées aux archives, m'a fourni les renseignements suivants :

(1) La plupart des dénombrements indiqués par Chalmel ont été faits tantôt en opérant sur les naissances du 18e siècle à l'aide du multiplicateur 33, tantôt en calculant le nombre des tailles, et en multipliant le produit par 5, moyenne proportionnelle de chaque famille ou feu.

En 1765 le nombre des hommes est à celui des femmes comme 21 est à 22. Les chefs de famille mariés, veufs ou garçons forment la 5e partie de la totalité des habitants. — Les femmes mariées, veuves et filles, tenant ménage, sont dans une proportion un peu plus élevée que celle-ci. — Les garçons au-dessus de douze ans, habitant avec leurs père et mère, représentent la 12e partie de la population ; les filles, dans le même cas, la 11e partie ; — Les garçons, au-dessous de l'âge de 12 ans, un peu moins de la 7e partie. — les domestiques ou valets, la 18e partie ; les servantes, la 18e partie. — Le nombre total des habitants est de 27,027, celui des feux, de 5,405, ce qui suppose 5 personnes par feu.

Quels que soient les procédés suivis pour la détermination du mouvement de la population pendant cette longue période d'années, les relevés ne laissent aucun doute sur son décroissement progressif. Ainsi, il est bien constant que, dans l'espace de cent années, cette diminution a été d'un tiers, et cela, malgré la balance des naissances et des décès pendant les cinquante premières années, et un excédant de naissances de 130e sur les décès, pendant la période qui s'est écoulée de 1741 à 1790.

A quelles causes faut-il attribuer ces faits ? en examinant de près les circonstances qui ont pu les produire, on ne tarde pas à se convaincre qu'ils sont dus à des causes majeures dont il est permis encore aujourd'hui d'apprécier l'action.

Et d'abord, je ferai observer que le fait de cette diminution de la population ne fut pas particulier à notre ville. Des documents contemporains constatent cette marche décroissante dans toutes les villes et gros bourgs de la généralité de Tours. Ainsi, le rapport du nombre des habitants, de 1690 à 1701 à celui de 1752 à 1763, donne, pour différence de ces deux époques, une perte de 5|25ᵉˢ (1) ; d'où il suit que le nombre total des habitants de la généralité fut réduit de 55,500, dans l'espace de 62 ans.

Au 1ᵉʳ janvier 1790, ce mouvement de recul durait encore ; la population existante, comparée à celle de la dernière période décennale du 17ᵉ siècle, était comme 644 est à 1,000 c'est-à-dire diminuée d'un tiers environ.

Ceci posé, je dirai que l'élévation de la moyenne des décès, son maintien à la même hauteur pendant toute la durée des cent années étudiées, dépend d'un ordre de faits qui a reçu la sanction de l'histoire. La guerre, la cherté des subsistances, la mauvaise nourriture, les disettes, les épidémies meurtrières du premier-âge, la MISÈRE, triste corollaire de tous ces éléments de destruction, voilà quelles furent les causes qui rendirent si lourd le tribut que les masses fournissaient journellement à la mort ; causes d'autant plus réelles que nous les trouvons annotées en marge des tableaux de mortalité des principales villes de la généralité de Tours, et inscrites au dossier des épidémies (2).

Toutefois, le nombre des décès étant proportionnel au nombre des naissances, il est évident que la population aurait dû rester stationnaire ; mais, comme en fait, il se trouve, au contraire, que le nombre des habitants a

---

(1) Voy. les tableaux de la généralité de Tours, (archives du département).

(2) Voy. les différentes liasses concernant les épidémies de la généralité de Tours (archives du département).

8

décru dans une proportion très-forte, la différence entre ces nombres indique nécessairement que des émigrations considérables ont eu lieu. Ce fait, auquel se rapporte la principale part du mouvement qui a abaissé le chiffre de la population, s'explique par les changements graduels survenus dans l'état social de Tours.

Nous ne reviendrons pas sur les causes qui amenèrent la décadence de l'industrie et du commerce, ni sur les faits dont elles furent la conséquence; nous nous bornerons à ajouter quelques considérations relatives à l'intensité de leur action.

Pour bien se rendre compte des modifications que cette ville a subies, il ne faut pas perdre de vue que sa population, au 17e et au 18e siècle, était presque entièrement composée de fabricants et d'ouvriers; ceci est un fait. Il est admis par tous les historiens, par tous les géographes, et ressort complétement de l'analyse des registres de l'état-civil, témoignage contre lequel on ne saurait s'inscrire en faux.

A l'époque désastreuse des guerres de la fin du règne de Louis XIV, Tours, ville apauvrie, luttant sans cesse contre l'anéantissement prochain de son industrie, pouvait, dit un historien moderne, se comparer à ces belles courtisanes qui, au moyen d'une parure décevante, déguisent la misère où elles sont tombées. C'est qu'en effet, quelques années après le commencement du 18e siècle, les diverses branches de l'industrie et du commerce qui avaient fait de notre ville une des villes manufacturières les plus importantes du royaume; la soierie, la rubannerie, la draperie, la passementerie, la tannerie, virent leurs ateliers abandonnés ou du moins réduits à un petit nombre d'ouvriers. En vain, trente ans plus tard, quelques hommes industrieux, dévoués à leur pays, tentèrent de rendre la fabrique à sa splendeur première; leurs efforts, les encouragements du gouvernement furent insuffisants; nul ne se souciait de faire de la soie lorsqu'on voyait diminuer, chaque jour, le nombre des métiers destinés à la mettre en œuvre.

Dans la seconde moitié du 18e siècle, de nouveaux efforts furent faits dans le but de relever l'industrie de sa ruine incessante. Une manufacture royale de damas et de velours, façon de Gênes, fut créée en 1756; elle occupa 140 métiers. Cet établissement, et une filature de soie à la croisure, suivant la méthode du Piémont qui datait, à peu près, de la même époque, cessèrent de fonctionner dès les premiers temps de la révolution (1790). Durant cette période demi-séculaire, la fabrique de la soie compta, un instant, 1,700 métiers qui, bientôt furent réduits à 1,200, puis à 900 (1787). Le nombre des ouvriers employés à ce travail n'était plus, à cette dernière date, que de 2,600; la rubanerie et la passementerie, qui avaient occupé 3,000 métiers, en possédaient 40 à peine; des 250 métiers à fabriquer les draps, 10 seulement étaient en activité, et la tannerie avait vu tomber les 4/10es de ses ateliers.

Dans ces conditions, le sort de la population ouvrière était d'autant plus pénible que, par un triste enchaînement des choses et une coïncidence facile à comprendre, en même temps que l'industrie diminuait dans une effrayante progression, l'effectif de ses ateliers; que la concurrence lui fermait un grand nombre de marchés, et la forçait à livrer ses produits à des prix inférieurs, la cherté des subsistances augmentait, et le taux des salaires subissait une dépression qui les rendait insuffisants; les subsistances n'étant plus assurées, la ville se trouvait surchargée d'une grande masse d'individus improductifs, ou qui consommaient sans pouvoir travailler.

J'insisterai sur la cherté des subsistances, car ce fait avait alors une influence bien plus grande qu'aujourd'hui, sur l'augmentation des maladies et des décès; tel que je le comprends, il devait être, bien certainement, une cause de dépopulation des plus actives. Remarquez bien que je ne parle pas des disettes, mais du simple enchérissement de quelques deniers, d'une denrée d'un usage habituel, de l'augmentation du prix du pain, par exemple. Il n'est pas difficile d'expliquer un pareil résultat.

Admettons que la consommation moyenne, par jour, fut, dans chaque ménage, d'une livre de pain par individu; c'était pour un ménage ordinaire, composé de cinq personnes, terme moyen des ménages de Tours, 1,825 livres de pain par an. Lorsque le pain valait 2 sols, 4 deniers la livre (minimum des mercuriales indiquées dans les tableaux de l'élection de Tours), le père de famille n'avait à débourser, dans tout le cours de l'année, que la somme de deux cents treize livres; supposez un enchérissement de 8 deniers par livre de pain (1), circonstance qui se reproduisait assez souvent, la dépense du ménage s'élevait alors à 273 livres 15 sols. Cet excédant de 61 livres par an, pesait lourdement sur la famille, car pour faire face à une aussi grosse somme, il fallait ajouter aux privations de chaque jour des

---

(1) Le prix de la livre de pain, de 16 onces, 1re qualité, a varié pendant les cent années étudiées, de 2 sols 4 deniers à 3 sols. Celui, dit pain de 2e qualité, de 2 sols 8 deniers; la 3e qualité, désignée sous le nom de méteil, était de 1 sol 8 deniers à 2 sols 4 deniers.

privations nouvelles ; se refuser le repos nécessaire à la réparation des forces, passer les nuits, travailler les jours fériés ; de là, plus de maladies, plus de chances de décès, plus de misère.

Que devait faire l'immense majorité des ouvriers pour sortir d'une situation si grave ? émigrer ; or, il est évident que ce fut, là, le parti que ceux-ci prirent. Les moins honnêtes, et ce nombre en fut petit sans doute, allaient grossir cette armée de bandits errants, que la misère et l'industrie du vol recrutaient de tous côtés. Les hommes laborieux, entreprenants, les maîtres, les fils de maîtres, les compagnons quittaient la ville, aux jours si fréquemment renouvelés des crises de la fabrique, aimant mieux courir la fortune des voyages, que de rester dans un pays où le travail était un espoir souvent trompé, les salaires insuffisants ; où le pain, le sel, la viande, le vin étaient presque toujours hors de prix, où enfin la population des campagnes était, de temps à autre, décimée par les maladies, diminuée par la faim (1).

Il suit des faits qui précèdent et des développements dans lesquels je suis entré :

1° Qu'un grand nombre de naissances n'est pas, ainsi que le pensait l'éloquent écrivain de Genève, *le signe le*

(1) On lit dans les tableaux de la généralité de **Tours** les annotations suivantes : « Grande disette dans les campagnes ; épidémies de fièvres inflammatoires ; mauvaise nourriture ; cherté du pain ; plusieurs sont morts de faim. La misère était si grande, dit Vauban, que près de la dixième partie du peuple était réduite à la mendicité, et mendiait effectivement ; des neuf autres parties, il y en avait cinq qui n'étaient pas en état de faire l'aumône à celle-là.... que des quatre parties qui restaient, trois étaient fort malaisées, et embarrassées de dettes et de procès ; que dans la dixième, qui comprenait la noblesse militaire et civile, les ecclésiastiques, les bons marchands, les bourgeois, on comptait à peine, sur 100 familles, 10 qu'on put dire fort à leur aise.

plus sûr de la prospérité publique, l'indice certain que les membres de la société *se conservent et prospèrent* (1);

2° Qu'au contraire, la portion de pays où les citoyens peuplent et se multiplient davantage, est précisément celle où ils se conservent le moins;

3° Que les calculs, par lesquels on prétend prévoir la durée de temps nécessaire au doublement d'une population, méritent peu de confiance;

4° Que le décroissement progressif de la population de Tours est dû à des émigrations incessantes de la classe ouvrière;

5° Que les causes déterminantes de ces émigrations étaient: *a*, La situation mal assurée de l'industrie et du commerce; *b*, la cherté des subsistances; *c*, l'insuffisance des salaires; *d*, la MISÈRE.

A ces faits d'une époque déjà bien éloignée, nous nous estimons heureux de pouvoir opposer notre état actuel (1852), qui nous montre l'aisance répandue des sommités où elle était concentrée, dans quelques-unes, au moins, de toutes les parties du corps social; la misère moins grande, et, malgré ses retours passagers, diminuant, chaque jour; la demeure des ouvriers plus saine, leurs vêtements plus propres, une nourriture plus substantielle. Le pain de froment a remplacé le pain de seigle et d'avoine; l'usage de la viande et du vin est devenu plus commun. En un mot, et pour mieux caractériser la différence qui distingue les deux époques, aujourd'hui la richesse est, moins que jamais, parmi nous, le privilége exclusif d'une seule classe, mais TOUT LE MONDE y prétend, et c'est, par cette raison même, que

(1) Du *Contrat Social*, liv. 3, ch. IX.

les pauvres et les ouvriers se regardent comme plus malheureux que jadis, bien qu'en réalité leur condition d'existence physique et morale, leur prospérité matérielle soient éminemment préférables, ne supportent pas même la comparaison.

DEUXIÈME SECTION.

Des naissances, des mariages et des décès de la population de Tours, de 1793 à 1827.

RÉPUBLIQUE, EMPIRE, RESTAURATION.

(34 ans.)

Dans les recherches historiques et statistiques qui précèdent, j'ai présenté tous les renseignements numériques que j'ai pu réunir sur la population de Tours depuis l'année 1632 jusqu'à 1791. Ayant étudié d'une manière plus spéciale les vingt années écoulées, de 1827 à 1846, je n'ai pas dû abandonner en chemin cette histoire du passé; j'ai voulu que la science suivît, pas à pas, le mouvement incessant des générations qui se renouvèlent par une succession non interrompue; j'ai donc continué de constater le mouvement de la population à travers notre première République, l'Empire et la Restauration. Ces documents, comparés à ceux de l'époque actuelle, serviront plus tard à faire apprécier les modifications que les éléments sociaux pourront avoir subies pendant ce long espace de temps.

CHAPITRE Ier.

—

§ Ier.—Dénombrements et classement de la population.

Ce travail a pour base des divers ordres de faits qu'il renferme, les recensements opérés durant les périodes décennales qui représentent le République, l'Empire et la Restauration.

Les premiers efforts que l'administration tenta pour se procurer des renseignements exacts sur la population de Tours datent de l'an IV; les prescriptions qu'elle imposa ne trouvèrent dans les autorités locales qu'une coopération peu active, et ses instructions furent mal exécutées. Ce dénombrement, dont la minute existe aux archives, donne le chiffre rond de 25,000 âmes. Rien n'indique s'il a été fait par maisons et par têtes. (Voir le tableau page 125.)

Celui de l'an VIII annonce une diminution de 1,700 habitants sur le chiffre précédent. L'année suivante le décroissement de la population continue dans une proportion moins élevée, mais, en l'an X, il y a une augmentation qui ramène la population à ce qu'elle était à peu près en l'an IX.

Dans aucun des nombreux dossiers que j'ai examinés, pièce par pièce, je n'ai trouvé les traces d'un dénombrement fait par âges et par professions. L'état civil des personnes n'est pas toujours mentionné; on ne rencontre le plus souvent que des relevés généraux par arrondissement. Les tables concernant Loches et Chinon sont complètes; il est probable que celles de Tours ont été soustraites ou égarées.

On comprend qu'en présence d'éléments numériques, dont les moyennes déterminables étaient loin
d'atteindre à toute l'exactitude possible, le gouvernement dut aviser. En conséquence, de nouveaux modèles
de tables furent dressés et envoyés par le ministre de
l'intérieur aux préfets, avec invitation de faire procéder à un recensement plus complet.

Cette opération commencée en 1806 ne fut terminée
que le 10 novembre 1807. Elle fut exécutée avec le
plus grand soin, par maison et par tête, et comprit,
dans ses résultats, l'état civil des habitants et leur
classement selon les professions. Les modèles des
tableaux à remplir, qui furent alors adressés aux préfets, sont encore, sauf quelques légers changements,
ceux que l'on suit aujourd'hui.

La différence du chiffre obtenu en l'an x avec celui
que produisit ce recensement, se borna à un excédant
de 172 en faveur de ce dernier.

Un autre dénombrement eut lieu sous le règne de
Napoléon Ier; commencé en janvier 1810, il ne fut
mis à bonne fin que le 12 novembre suivant; son
augmentation sur le précédent fut de 980.

Les états de population fournis, les années suivantes, indiquent un décroissement continu jusqu'à 1814. De cette dernière époque à 1826, où elle
prend une allure plus décidée, la population semble
osciller sans cesse entre 21 et 22,000. Le dénombrement de 1826 est de 20,920.

Le recensement de 1822 peut être regardé comme
le plus complet, comme le plus exact de ceux qui le
précédèrent.

Les documents de la régie, qui servaient habituellement à dresser les états annuels de population, avaient porté la population recensée à 22,000 habitants, et le calcul des naissances, à 21,928 ; la moyenne de ces deux nombres, 21,964, allait être inscrite au tableau général comme chiffre officiel, lorsqu'une vérification contradictoire fut ordonnée ; les commissaires (1) qui exécutèrent cette opération, maison par maison, tête par tête, obtinrent pour produit : 21,124 habitants. Ce nombre, dans lequel n'était pas compris le chiffre 1,528, qui formait la population de l'hospice général, fut considéré comme officiel.

Le dernier recensement qui fut opéré sous la Restauration, date de 1826 ; les instructions ministérielles qui en réglèrent les bases, dispensaient les maires de l'obligation d'un dénombrement par tête, seul moyen d'arriver à la vérité, et leur laissaient la faculté de dresser leurs tableaux d'après les registres de l'état-civil, ceux des passeports et autres documents du même genre. Cette opération donna des résultats peu dignes de confiance, car il est évident qu'en procédant ainsi, en réduisant ce travail statistique à un simple travail de bureaux, on perdait de vue le but de l'opération qui a pour objet de contrôler les registres de l'état-civil par un recensement personnel et effectif des habitants.

En vérité, quand on songe que c'est sur des chiffres ainsi établis qu'ont reposé, jusqu'à ces derniers temps, la répartition des charges du recrutement et des con-

---

(1) Ces commissaires étaient : MM.
De Maisonneuve, préposé en chef de l'octroi ;
Le Lorrain, contrôleur de ville,
et deux agents de police désignés par le maire.

tributions, le classement des patentes et tant d'autres mesures qui touchent aux intérêts les plus graves, on ne peut s'empêcher de déplorer amèrement l'incurie de l'administration à accomplir sa mission, à sauve-garder les droits de tous.

De ce que je viens de dire sur le mode de dénombre-ment de notre population, il ne faudrait pas, toutefois, tirer la conséquence que cette opération n'ayant pas été faite avec toute la régularité convenable, le travail auquel elle se rattache ne saurait produire que des résultats de peu de valeur. Ce serait une conclusion par trop rigoureuse.

Et d'abord, il est bon que l'on sache qu'en général, la statistique n'exige pas une exactitude, une précision absolue dans les chiffres pour arriver au but qu'elle se propose. Comme elle ne se sert des éléments de ses calculs, que pour déterminer des moyennes sur les-quelles elle opère en dernier ressort, il suffit, et c'est l'opinion des meilleurs statisticiens (1) ; qu'elle agisse sur des masses un peu considérables, pour que les erreurs s'effacent et se compensent, les unes par les autres. La gravité de ces erreurs dépend uniquement de leur rapport avec le nombre total dont on tire la moyenne. Si cette somme est faible, les moindres inexactitudes pourront fausser les résultats ; si elle est forte, elle échappera à l'influence des fautes de détail. Enfin l'expérience a prouvé, pour les dénombrements, que, malgré les omissions qui ne peuvent manquer de s'y glisser, leurs résultats s'accordent assez bien, soit entre eux, soit avec les autres éléments des calculs sta-

(1) De Pétigny, essai sur la population, 1833.

tistiques, pour qu'on puisse les considérer comme ne s'éloignant pas sensiblement de la vérité.

Ces explications données, j'ai la confiance que le dénombrement des habitants, tel qu'il est indiqué dans une des colonnes du tableau qui suit, pourra servir de base aux divers ordres de faits qui concernent le mouvement de la population dans l'espace compris entre le 1er janvier 1795 et le 1er janvier 1827.

Tableau des dénombrements de la population.

ÉPOQUES des DÉNOMBREMENTS.	GARÇONS.	HOMMES mariés.	VEUFS.	MILITAIRES sous les DRAPEAUX.	TOTAL.	FILLES.	FEMMES mariées.	VEUVES.	TOTAL.	TOTAL des DÉNOMBR.
An IV	»	»	»	»	10,869	»	»	»	12,151	22,000
An VIII.	»	»	»	»		»	»	»		21,500
An IX.	»	»	»	»		»	»	»		20,240
An X.	»	»	»	»		»	»	»		21,413
1806	4,865	4,414	592	763	9,671	6,465	4,417	1,032	11,914	21,585
1810	6,146	3,854	556	775	10,316	7,009	3,858	1,597	12,244	22,560
1811	6,068	4,008	564	629	10,440	6,417	3,881	1,270	11,568	22,008
1812	5,951	3,950	553	766	10,234	6,996	3,905	1,291	12,190	22,424
1813	5,869	3,755	528	856	9,952	6,954	3,652	1,158	11,764	21,716
1822	5,710	3,939	572	80	10,021	6,173	3,924	1,006	11,105	21,124
1826	5,670	3,923	339	»	9,952	5,989	3,919	1,080	10,988	20,920
	40,279	27,805	2,484		81.455	46,005	27,534	8,234	95,902	

Les militaires sous les drapeaux sont compris dans les garçons, mariés et veufs.

Le dernier recensement, fait par ordre de Necker, avait donné 27,027 habitants (1789); Les circonstances politiques, les rigueurs et les exils de la révolution eurent bientôt réduit ce nombre à 23,000 (an IV), puis à 20,240 (an IX). Un recensement officiel, fait avec le plus grand soin en 1806, époque où l'ordre et la tranquillité régnaient à l'intérieur, fixa la population à 21,585 habitants. Celui de 1810 dépassa le nombre précédent d'un mille. On verra plus loin qu'il faut arriver à l'année 1839 pour que notre ville retrouve le chiffre de 1789; d'où l'on pourrait conclure que la révolution et ses suites ont imprimé à la population un mouvement de recul dont l'effet a duré 50 ans environ. A l'heure où j'écris, ce chiffre est dépassé de 5 à 6,000.

En résumé, la population moyenne

de la République est de. . . . 21,488 hab.

Celle de l'Empire est de. 22,058

Celle de la Restauration de. . . . 21,022

La *proportion des sexes* a été établie à chaque époque des dénombrements. On voit par le tableau ci-contre que le nombre des femmes a toujours été supérieur à celui des hommes. Cet excédant, qui se reproduit partout en France comme dans les autres pays de l'Europe, a des proportions dont la moyenne est variable, selon les temps et les lieux; ainsi le nombre des femmes excède celui des hommes, tantôt d'un dixième, d'un huitième, d'un septième; tantôt d'un sixième, d'un cinquième. Sous la Restauration, ces différences sont moins grandes qu'aux époques précédentes.

La moyenne proportionnelle des trois périodes, formant une masse totale, représente un excédant d'un huitième environ, en faveur des femmes.

Un fait que je ne puis laisser passer inaperçu, c'est que le plus grand excédant se rencontre en 1806, année où il y eut le plus de naissances. Cette coïncidence tendrait-elle à établir que le nombre des naissances est en raison directe du nombre des femmes ? il y a quelques présomptions de le croire, mais j'avoue que les rapports qui existent entre les autres nombres des deux séries, ne se montrent pas toujours favorables à cette opinion.

Dans les arrondissements de Loches et de Chinon, l'excédant du sexe féminin sur le sexe masculin a une moyenne proportionnelle qui diffère un peu de celle de Tours.

Ce tableau, quant à l'état civil des personnes, présente les résultats suivants : on trouve 21 individus du sexe masculin, contre 24 du sexe féminin;

20 garçons de tous âges, contre 22, 08 filles;

100 hommes mariés, contre 99 femmes qui le sont aussi;

Enfin, un seul veuf contre un peu plus de trois veuves, ou, plus exactement, 7 veufs pour 23, 02 veuves.

Ces résultats que nous verrons se reproduire, à quelque différence près, dans la seconde partie (de 1827 à 1846), seront l'objet d'explications plus étendues.

Il résulte encore des divers dénombrements indiqués ci-dessus, qu'à Tours :

Les garçons de tous âges équivalent à plus de la moitié de la population masculine et à un peu moins du quart de la population totale; les hommes mariés à plus du tiers de la première, à plus du 5e de la seconde; les veufs à un peu plus du 28e du nombre des hommes, et à un 60e environ de la population totale ;

Que les filles forment plus de la moitié de la population féminine, et près du quart de la population totale ; les femmes mariées, le tiers environ de celle-là, et plus du cinquième de celle-ci ; les veuves, un 10ᵉ environ, et un peu plus du 18ᵉ.

Que les garçons et les filles, compris dans un seul nombre, représentent les 12, 21ᵉ de la population totale ; les hommes et les femmes mariés, plus du tiers ; et les veufs et veuves, le 14ᵉ.

Si l'on compare les périodes, on voit que la proportion des gens mariés est beaucoup plus grande en 1806 et aux autres époques de l'Empire que sous la Restauration. Toutefois, cette prépondérance du nombre des gens mariés ne coïncide pas avec le chiffre des naissances ; bien au contraire, la moyenne de celles-ci est inférieure d'un 9ᵉ à la moyenne des naissances de la Restauration. Il suit de là, qu'au temps de l'Empire, il y avait plus de gens mariés et moins de naissances ; et qu'au temps de la Restauration, il y avait moins de gens mariés et plus de naissances.

L'excédant dont je parle ne s'accorde pas non plus avec le nombre des mariages, car la moyenne annuelle des mariages de la Restauration dépasse d'un 7ᵉ celle de l'Empire.

Ainsi, sous ce dernier gouvernement le nombre moyen des gens mariés était plus grand ; le nombre moyen des naissances et celui des mariages, plus petits que durant la seconde période.

On peut donner à ces anomalies une explication satisfaisante.

La grande masse de la population étant composée d'enfants en bas âge, il est évident que plus ces enfants sont nombreux, plus la proportion des gens mariés diminue relativement à la masse totale; donc, cette proportion doit être, généralement, en sens inverse de celle des naissances.

Le même raisonnement est applicable au nombre des veufs et des veuves.

Sous l'Empire, il y a une veuve sur 18 individus; moyenne des décès; 709.

Sous la Restauration, on en compte une sur 20; moyenne des décès: 796.

D'où il résulte, que le nombre relatif des veuves est en raison inverse de la mortalité.

Si, au lieu de comparer le chiffre des veuves à celui de la population générale, on le compare à celui des femmes mariées, l'anomalie cessera; on aura, pour la première période, une veuve pour 3,02, femmes mariées, et une pour 3, 08, pour la seconde. Or, c'est précisément l'ordre que suit la mortalité des femmes dans la répartition des décès des deux époques.

Il y a beaucoup moins de veufs que de veuves. Nous avons donné, plus loin, l'explication de ce fait qui, du reste, se retrouve dans tous les pays dont on connaît les éléments de population.

Leur moyenne proportionnelle, toujours moins élevée que celle des veuves, est de 1 sur 56 individus sous l'Empire, et de 1 sur 60 sous la Restauration.

Enfin, on compte parmi les gens mariés un 13e environ plus de femmes que d'hommes, résultat qui doit surprendre, mais du quel on se rend facilement compte. (Voir la 2e période.)

Quant à la proportion des militaires sous les dra-

peaux, les recensements de 1806 et de 1810 montrent
que Tours a fourni :

1° En 1806, 1 homme sur 28 03 de la population totale.
            1   —   12 07 de la population masculine.
            1   —   6 04 des garçons ;

2° En 1810, 1 homme sur 29 de la population totale ;
            1   —   13 03 de la population masculine ;
            1   —   8 des garçons.

Dans la répartition de cet impôt, le plus lourd de tous, les veufs
sont compris pour un 180ᵉ.

3° En 1813, la surcharge a été plus forte, on a levé :

            1 homme sur 25 04 de la population totale ;
            1   —   11 06 de la population masculine ;
            1   —   6 09 des garçons ;

Le rapport du nombre des militaires sous les drapeaux, avec la population masculine, établit qu'il y
avait 1 soldat sur 13 hommes environ (1). Quand on
déduit de ce dernier chiffre les enfants au-dessous
de 20 ans, les vieillards et les infirmes, on se trouve
en présence d'une déperdition de forces humaines qui
a vraiment quelque chose de déplorable. Ainsi, il reste
bien constaté que la guerre a d'abord enlevé à la population masculine de Tours 1 individu sur 7, puis 1
sur 5 ; et que ce contingent était fourni par les hommes
les plus vigoureux, les plus utiles, ou du moins par
ceux qui étaient susceptibles d'être les plus utiles à l'industrie et à l'agriculture, véritable richesse d'un pays.

---

(1) De 1793 à 1813 les militaires sous les drapeaux représentaient le 30ᵉ
de la population d'Indre-et-Loire ; à Tours, la proportion était plus élevée, le
27ᵉ de la population était aux armées.

4° Sous la Restauration, Tours comptait aux armées :

1 homme sur 264 de la population totale.
1 — 125 de la population masculine ;
1 — 71 des garçons.

Cette différence énorme résume, en quelques chiffres,
la force productive des deux époques.

§ II.

Classement de la population. — L'état qui contient
le relevé de cette opération a été dressé en 1806, et doit
être considéré comme le résumé du dénombrement fait
à cette époque. Il n'existe, durant les trois périodes étudiées, aucun autre classement des conditions sociales ;
quelque incomplet qu'il soit, nous ne pouvons passer
outre sans nous arrêter un instant aux données fournies
par ce document.

	Propriétaires et Rentiers		3,219
	Fermiers		1,018
	Colons partiaires		1,320
	Ouvriers de tout genre.	Hommes . . .	3,182
		Femmes. . . .	1,742
	Journaliers et gens de peine.	Hommes . . .	5,538
1806		Femmes. . . .	3,608
	Employés à la navigation ou à la pêche		165
	Indigents des deux sexes, assistés à domicile		944
	Mendiants des deux sexes		899
	TOTAL		21,585

Dans cette population, on compte :

Protestants   6

Individus sachant lire et écrire. 6,383

Ainsi, les journaliers et ouvriers de tout genre, des deux sexes, forment les deux tiers du nombre total des habitants ;

Les propriétaires et rentiers, le 7ᵉ environ ;

Les fermiers et colons, le 9ᵉ ;

Les indigents et les mendiants, près du 12ᵉ ;

Les employés à la navigation ou à la pêche, le 131ᵉ.

J'ajouterai qu'il y a de fortes raisons de croire que cette distribution des conditions sociales a, dans son ensemble comme dans ses détails, offert peu de variations sensibles pendant toute la durée de l'Empire. Les différences principales m'ont paru porter plus spécialement sur le nombre des indigents secourus à domicile ; ainsi ce chiffre, représenté par 944, en 1806, s'élevait en 1810 à 1,770, et vers la fin de 1811, il atteignait le nombre 2,021, et encore, dans ce dernier chapitre du budget de la misère, ne sont pas compris 400 indigents soulagés passagèrement par le bureau de Bienfaisance. Le personnel des indigents inscrits était ainsi composé :

Enfants au-dessous de 10 ans.   529

—   au-dessus de cet âge.   416

Adultes.   725

Sexagénaires   184

Septuagénaires   153

Octogénaires   14

Total. 2,021

En 1812, la moyenne des individus secourus à domicile était de 3,000, ou 1 sur 7 habitants. L'année 1813 constata une augmentation de 351 individus à la charge de la charité publique (1).

Je n'ai point à m'occuper ici des causes auxquelles doit être attribuée une aussi profonde misère, elles sont expliquées dans les rapports des Maires aux Préfets, sans réticence aucune, et souvent avec une franchise qui pouvait déplaire à des magistrats, tout occupés du soin de fournir le plus grand nombre d'hommes possible aux armées de la République et de l'Empire.

---

(1) Tous les documents servant à déterminer tel ou tel fait statistique ont été puisés, par moi, dans les dossiers déposés aux archives de la préfecture, et mis à ma disposition par M. Delloye, savant aussi modeste qu'érudit, et de la plus grande distinction.

CHAPITRE II.

Mouvement de la population dans trois périodes successives.

(République, Empire, Restauration.)

NAISSANCES.

PÉRIODES.	GARÇONS		FILLES		TOTAL	ENFANTS MORTS-NÉS.		TOTAL
	LÉGITIMES.	NATURELS.	LÉGITIMES.	NATURELLES.	GÉNÉRAL.	GARÇONS.	FILLES.	DES ENFANTS morts-nés.
Du 1er janvier 1793 au 31 décembre 1802.	5,142	998	3,094	951	8,185	(*) 170	116	286
Du 1er janvier 1805 au 31 décembre 1812.	2,640	1,265	2,031	1,132	7,088	202	132	334
Du 1er janvier 1813 au 31 décembre 1822.	2,576	1,494	2,243	1,476	7,789	182	176	358
Du 1er janvier 1823 au 31 décembre 1826.	1,163	552	1,081	542	3,538	80	51	131
Totaux	9,521	4,309	8,469	4,101	26,400	634	475	1,109

(*) OBSERVATIONS. — Les enfants morts-nés ne sont compris comme nombres dans le total général des naissances. Leur indication sur les tables décennales étant fort incorrecte, il ne serait pas étonnant que les chiffres reproduits dans ce tableau, continssent des inexactitudes de nombre et de sexes. Cependant ces erreurs ne doivent pas être assez graves pour faire rejeter, d'une manière absolue, les résultats généraux des nombres produits.

§ Ier.

Moyennes annuelles. — Dans les premiers dix ans, il est né, année moyenne, 818 enfants; dans la deuxième période, 708; dans la troisième, 778; et dans les quatre dernières anuées, le nombre moyen annuel des naissances est de 846.

§ II.

Proportion des sexes. — Les naissances des garçons excèdent celles des filles d'un 10, 02.

Les naissances des enfants naturels des deux sexes, en s'éloignant de ce rapport, rapprochent les naissances des filles de celles des garçons. Ainsi, la différence du premier nombre au second n'est plus que d'un 20e, 07; ou, plus exactement, les naissances des garçons et des filles sont, entre elles, comme les nombres 9 et 8 pour les enfants légitimes; comme les nombres 20 et 19 pour les enfants naturels.

Quand il naissait 1 enfant naturel, sous la République, il en naissait 3, 02 légitimes; sous l'Empire, il y avait une naissance naturelle pour 2 naissances légitimes; dans la troisième période, Restauration, ce rapport était comme 1 est à 2, 04. En réunissant, dans un seul produit, les chiffres de 1793 à 1826 inclus, le rapport des naissances naturelles aux naissances légitimes est de 1 à 2, 35.

§ III.

Rapport des naissances à la population. — Ce rapport donne les moyennes suivantes :

1 naissance pour 25, 04 hab. (République).

1 naissance pour 29, 07 hab. (Empire).

1 naissance pour 27, 00 hab. (Restauration).

§ IV.

Enfants morts-nés. — *Moyennes comparées.* —
Si les prescriptions légales, en ce qui concerne les
déclarations des naissances et des décès, sont presque
toujours bien observées dans les circonstances ordinaires, il n'en est pas de même quand la naissance et la
mort se confondent, c'est-à-dire lorsqu'il s'agit d'individus mort-nés. Le plus souvent, le fait de l'accouchement est célé, et le produit de la conception détruit,
alors même que celui-ci est parvenu à une époque assez
avancée de son développement. Les abus auxquels donnait lieu un état de choses, exempt de toute sanction pé-
nale, étaient une habitude généralement reçue, jusqu'au
moment où uu décret du 4 juillet 1806 vint, par une disposition spéciale, combler, en partie, la lacune qui exis-
tait dans nos codes. C'est qu'en effet, nulle part, il n'a-
vait été fait mention, soit diréete, soit indirecte, des
mort-nés; la loi du 20 septembre 1792, les articles 55
et 56 du code civil, n'exigeant pas qu'il fut dressé un
acte de décès pour l'inhumation d'un simple fœtus, il
s'ensuivait qu'aucune autorisation n'était nécessaire, et
que l'inhumation était libre. On conçoit aisément que,
le crime d'avortement, pendant le long espace de temps
où la déclaration, à l'état civil, des fœtus mort-nés n'é-
tait pas considérée comme obligatoire, et où leur inhumation, sans autorisation, ne constituait ni délit ni contravention, les constatations de naissances d'enfants
mort-nés, à terme ou avant terme, durent être peu nombreuses. Or, c'est là ce qui résulte du dépouillement des
régistres de l'état civil, de 1793 à 1826.

Les moyennes proportionnelles qu'ils fournissent pour
cette période, sont bien évidemment au-dessous du

chiffre réel. Cette observation s'applique aux deux autres périodes, qui, année commune, donnent 1 mort-né sur 34 naissances.

Il y a quelques raisons de croire que le nombre moyen annuel devrait représenter le 15ᵉ ou le 20ᵉ des naissances, au plus. Du reste, j'ai indiqué, dans la colonne OBSERVA-TIONS de la table des naissances, que les résultats obtenus ne sauraient être pris à la rigueur, mais seulement comme un terme moyen approximatif. (Voir la table, page 134.)

Moyennes comparées. — RÉPUBLIQUE, il y a eu, année moyenne, 28 enfants morts-nés ; EMPIRE, 33 ; RESSTAU-RATION, 35 : moyenne annuelle des trois périodes, 32.

Proportion des sexes. — Le nombre des enfants mâles morts-nés est à celui des filles comme 4 est à 3.

Rapport des enfants morts-nés aux naissances. — Ce rapport donne les moyennes suivantes :

1 enfant mort-né pour 29, 06 naissances (Répub.).

1 enfant mort-né pour 22, 02 naissances (Empire.).

1 enfant mort-né pour 22, 08 naissances (Restaur.).

La moyenne des trois périodes est de 1 mort-né pour 24, 39 naissances.

§ V.

Mouvement de la population dans trois périodes successives.

—

(République, Empire, Restauration.)

—

DÉCÈS.

PÉRIODES.	SEXE masculin.	SEXE féminin.	TOTAL général.	MARIAGES.	DIVORCES.
Du 1ᵉʳ janvier 1793 au 31 décembre 1802.	3,675	3,804	7,479	2,314	120
Du 1ᵉʳ janvier 1803 au 31 décembre 1812.	4,264	3,487	7,751	1,604	
Du 1ᵉʳ janvier 1813 au 31 décembre 1822.	4,213	3,364	7,577	2,099	
Du 1ᵉʳ janvier 1823 au 31 décembre 1826.	1,671	1,461	3,132	863	
TOTAUX.	13,823	12,116	25,939	6,880	

Moyennes annuelles. — Dans les premiers dix ans, République, il est mort, année moyenne, 367 hommes, 380 femmes ; Dans la seconde période, Empire, 426 hommes, 348 femmes ; dans la troisième période, Restauration, 415 hommes, 344 femmes ; Dans les trois périodes réunies, 402 hommes, 357 femmes.

L'excédant des décès masculins est d'un neuvième,

§ VI.

Comparaison des diverses années.

—

NAISSANCES ET DÉCÈS.

ANNÉES.	NAISSANCES.	DÉCÈS.	ANNÉES.	NAISSANCES.	DÉCÈS.
1793	695	851	1810	699	762
1794	796	835	1811	683	787
1795	890	887	1812	627	655
1896	691	781	1813	619	764
1797	990	641	1814	696	1,672
1798	917	918	1815	735	597
1799	859	847	1816	809	562
1800	843	780	1817	815	550
1801	718	835	1818	789	648
1802	801	1,024	1819	842	715
1803	774	759	1820	852	777
1804	721	607	1821	845	648
1805	718	687	1822	809	644
1806	850	1,075	1823	795	695
1807	681	680	1824	829	737
1808	704	800	1825	805	854
1809	631	741	1826	909	780

Les naissances, considérées sous le rapport de leur nombre annuel, suivent une progression à peu près parallèle à celle des décès. Les années 1802, 1806, 1820, 1825 qui occupent un rang élevé dans la colonne des décès sont très productives, et le chiffre qu'elles fournissent, tend à maintenir l'équilibre entre ces deux actes éternels de la nature, produire et détruire. Quant à l'année 1814, elle a cela de remarquable qu'étant la plus chargée de décès, elle est en même temps au-dessous de la moyenne des naissances. Cette anomalie n'est qu'apparente, elle cesse dès l'instant où l'on se rend compte des éléments qui forment le chiffre mortuaire de 1814. Ainsi, il suffit pour l'expliquer de décomposer, en deux parties, le nombre total des morts représenté par 1,672,

Décès civils, 812

Décès militaires, 860

Naissances, 696

L'excédant des décès appartenant à la population ne sera plus alors que d'un 7e. En d'autres termes, il y aura eu en 1814, 8 décès pour 7 naissances. Je dirai quelle fut la cause de cette plus-mortalité.

Les autres années n'ont rien de bien constant, leurs chiffres diffèrent peu de la moyenne de la période décennale dans laquelle elles se trouvent comprises. La différence en plus, que présente le rapport de la mortalité aux naissances, à partir de 1807 jusqu'à 1814, nous a paru provenir de prisonniers de guerre et de militaires étrangers à la ville, dont les décès enregistrés à l'état civil grossissaient, chaque année, les tables mortuaires de notre population.

Le maximum des naissances se trouve en 1826, année qui succède à une année remarquable par l'excessive rigueur de la température et par un nombre considérable de décès; époque d'une paix profonde, où l'on n'a point à redouter de désordres politiques, ni de perturbations sociales, où les arts se perfectionnent et où un plus grand nombre d'individus participent aux avantages que procure le développement de l'industrie.

Dans cet aperçu rapide des modifications apportées par les diverses circonstances des temps aux mouvements annuels de la population, il est un fait que nous étions sur le point d'oublier, et qui, cependant est digne d'être noté : c'est que le nombre des naissances a plus particulièrement augmenté pendant les premières années de la révolution, et que cette augmentation a marché parallèlement à un décroissement notable de la population de notre ville. Cette énergie plus grande de la fécondité que l'on ne retrouve plus à partir de 1794, jusqu'à la fin de la crise révolutionnaire, dépendrait-elle de ce qu'au temps où l'on venait de décréter la vente des biens nationaux, l'abolition de la dîme, des impôts sur le vin et sur le sel, des redevances féodales, et la suppression des maîtrises et des jurandes, les souffrances de la classe ouvrière furent moins pénibles à supporter, la nourriture fut meilleure, plus abondante; et encore, de ce que les grandes réunions, les jours de joie et de fêtes étant plus nombreux, mirent plus souvent les sexes en présence l'un de l'autre? Il est difficile de faire la part exacte de chacune des causes que je viens d'énumérer; cependant, comme à cette époque d'illusions si promptement déçues, un accroissement de naissances se montra dans presque toute la France, on ne peut s'empêcher de reconnaître une influence fort complexe, il est vrai, mais réelle, de ces diverses circonstances sur le plus grand nombre des conceptions observées dans les années 91, 92, et durant les premiers mois de 93.

Si les naissances varient peu d'une année à l'autre, il n'en est pas de même des décès. Ainsi, par exemple, le chiffre exceptionnel des décès de 1814 est à celui de 1817 comme 3 est à 1. Celui de 1806 est à celui de 1816, à peu près comme 67 est à 35, celui de 1802 est à 1815 comme 10 est à 6 etc.

Le maximum des décès qui eut lieu en 1814, fut, comme tout le monde le sait, le résultat d'un typhus épidémique qui dura environ cinq mois, et vit succomber sous ses coups 860 militaires, et un grand nombre de malades civils.

Les excédants de 1802 et de 1806 sont sous la dépendance de deux épidémies catarrhales, présentant, à un haut degré, tous les caractères de la maladie désignée par le peuple sous le nom de *grippe*. Ainsi, chaque maison comptait deux ou trois personnes atteintes de cette affection alors si meurtrière.

L'épidémie de l'an XI sévit pendant l'hiver et une partie du printemps sous une température extrêmement rigoureuse, mais inégale, variable, de telle sorte que dans la même journée le thermomètre s'élevait ou s'abaissait de 16 à 18 degrés. Les femmes, les enfants, les vieillards étaient plus spécialement atteints. Le chiffre mortuaire s'augmentait encore d'un grand nombre de décès dus à la scarlatine, à la rougeole, à la variole, à des fièvres putrides, adynamiques, etc.

Cette épidémie, considérée comme *contagieuse* par quelques médecins qui avaient observé que les personnes qui, dans la maison, donnaient leurs soins aux malades, étaient les premières à succomber au mal, avait selon le docteur Bouriat, illustration de l'époque, puisé ses causes dans les tremblements de terre, et la longue suite de tonnerres que l'automne précédent avait vu se développer.

Le catarrhe épidémique de 1806 apparut à la même époque de l'année, précédé et accompagné des mêmes perturbations atmosphériques, et caractérisé par des symptômes morbides, différant peu de ceux observés en l'an XI.

Toutefois la température fut bien moins froide, bien

moins inégale. Si l'on en excepte quelques jours pendant lesquels le thermomètre descendit de quelques degrés au-dessous de zéro les mois de janvier, février et mars se firent remarquer « par une intempérie constamment « humide, pluvieuse, douce et molle, de la pluie, du vent, « des brouillards, peu de soleil, des coups de tonnerre, « des tempêtes, un été très-chaud et très-sec, des affec- « tions catarrhales épidémiquement répandues, n'of- « frant d'autres variétés que par leur siége et la disposi- « tion des sujets, plus tard des apoplexies, des affections « glanduleuses, des diathèses scorbutiques, des varioles, « des fièvres de mauvais caractère » tel est, en raccourci, le tableau des stations atmosphériques et des maladies de l'année 1806.

Parmi les années qui ont offert la mortalité la plus grande, ou dont les décès dépassaient d'un dixième au moins ceux des années immédiatement voisines, la plus remarquable est 1798. Il résulte de quelques renseigne- ments, épars dans les dossiers des épidémies, qu'il y eut, à cette époque, un nombre infini de maladies éruptives de l'enfance, et que les mois d'août, de septembre et d'oc- tobre virent, sous l'influence d'une température chaude et humide, se développer une quantité considérable de fièvres d'accès et de rougeoles.

Les années 1815, 1816 et 1817 donnent des chiffres très-curieux, sur le rapport qui existe entre le prix des subsistances et le nombre des décès et de smaladies.

Nous avons vu qu'au siècle dernier, l'enchérissement des denrées exerçait une influence si grande sur la situa- tion de la classe ouvrière, sur ses maladies, sur sa mor- talité, que cette circonstance souvent renouvelée avait puissamment contribué à la dépopulation de notre ville.

Or, si l'on examine avec soin les tables mortuaires des années que je viens de citer, on peut, sans crainte, rejeter cette conséquence qui ressort des recherches de Messance et d'autres statisticiens, que : *toutes les fois que le prix du blé a augmenté, la mortalité est devenue plus forte.* Ce que l'on tenait pour certain dans ce *temps-là* n'existe plus aujourd'hui. Les années 1816 et 1817, si remarquables par l'élévation excessive du prix du blé et des denrées de touto nature, qu'elles sont par tout signalées comme années de disette, (la dernière surtout) sont précisément celles qui représentent le minimum des décès dans le long intervalle de temps qui s'étend de l'année 1793 à l'année où j'écris (1852). Ce fait, que je trouve reproduit dans le département de Loir-et-Cher et qui, sans doute, aura été constaté dans bien d'autres départements de la même région, tendrait à établir que : *Toutes les fois que le prix du blé a augmenté, la mortalité est devenue moins forte.*

Je suis loin de prétendre qu'une telle concordance de faits soit constante, car il arrive parfois que les faits sont exceptionnels ; je sais que « MISÈRE ET CHERTÉ » ainsi que l'a dit, dans son excellent travail sur la misère, notre honorable ami, le docteur Villermé, agissent de la même manière, pèsent, en s'ajoutant l'une à l'autre, du poids le plus lourd sur la santé du peuple ; mais la statistique est essentiellement une science de chiffres, et chaque nombre a une puissance qui a son utilité, son application ; peu importe la théorie que l'on en déduira. Ainsi, à voir ce qui s'est passé en 1817, ce qui se passe aujourd'hui, il s'en faut de beaucoup que la population ait à souffrir, comme autrefois, des mauvaises récoltes et de l'enchérissement des denrées, la vie de l'homme n'est plus sous cette dépendance fatale qui la liait au prix du pain, le mal s'est grandement atténué, j'allais dire, a complètement disparu.

Cette amélioration observée dans la mortalité, cette diminution très-marquée des maladies et des décès ne sont certainement pas l'effet fortuit de causes passagères, mais bien de circonstances politiques, agricoles, commerciales, etc. qui ont modifié, de la manière la plus heureuse, les conditions hygiéniques de notre population.

Les années 1820 et 1823 doivent être classées parmi celles dont la moyenne de mortalité a été la plus forte. Cette différence tient-elle à une influence réelle de la constitution atmosphérique de chacune, ou n'est-elle que le résultat du hasard ? En procédant à la recherche des causes qui ont pu déterminer ces excédants de décès, on trouve : 1° que l'année 1820 a été signalée par une température d'une extrême rigueur ; 2° que, durant la plus grande partie de l'année 1826, le thermomètre s'est constamment maintenu à une hauteur considérable. Or, ce sont là deux faits opposés dont les résultats sont exprimés par des nombres indiquant les mêmes tendances. C'est qu'en effet, cette analogie de rapports s'explique, dans le premier cas, par l'influence du froid qui dispose aux maladies d'un certain ordre ; dans le second cas, par l'action de la chaleur qui, elle aussi, est une cause non moins puissante de destruction et de maladie.

Les constitutions atmosphériques ont donc une influence bien autrement certaine que les années de disette.

Celles-ci coïncident avec le minimum des décès, celles-là avec le maximum.

Les évènements politiques, l'invasion de 1815, année

10

d'une grande bataille, n'ont modifié, en aucune façon, le chiffre mortuaire de notre population. A cette époque, il était de 1/5ᵉ au-dessous de la moyenne. Quant à la grande mortalité de 1814 dont nous avons parlé plus haut, il nous suffira de rappeler que cette brèche faite à la population, reconnaissait pour cause une énorme proportion de décès militaires n'apppartenant pas à la ville.

Les trois périodes que nous venons de parcourir, considérées d'une manière générale, ont des caractères distinctifs qu'il nous importe de mieux préciser. La première est une époque de secousses et de perturbations sociales ; la seconde, une époque d'épuisement et de prostration ; la troisième, une époque normale où la population réduite à ses propres forces, suit une marche lente, mais progressive et sûre, et qui la rapproche, de plus en plus, de ce milieu social où la prospérité matérielle et la durée de la vie sont réparties entre tous, d'une manière plus égale que par le passé.

La première période donne :

Une naissance sur 25, 04 individus.

Un décès sur 28, 08.

Un mariage sur 84, 04.

Pendant ce temps, il y a 8,185 naissances, et 7,479 décès. Ce qui produit un accroissement annuel de population de 70, 06 individus. La forte proportion de ce chiffre, en présence d'un état social peu prospère, comprend plus particulièrement le sexe masculin, car les naissances masculines l'emportent sur les décès du même sexe d'un 9ᵉ. Quant aux femmes, l'excédant des naissances sur les décès, est de 1/16ᶜ, 08.

Dans la deuxième période, époque des grandes guerres de l'empire il y a eu :

Une naissance sur 31, 02 individus.

Un décès sur 28, 05 individus.

Un mariage sur un peu plus de 137 individus.

Le nombre total des naissances a été de 7,088 ; celui des décès de 7,751. Il suit de là que la population RÉELLE a baissé d'un 33e, 03 (1) sous l'Empire. On remarquera que cette diminution provient d'un excédant des décès des deux sexes sur les naissances, et que le rapport entre les décès et les naissances du sexe masculin donne une différence plus grande. Ainsi, la perte éprouvée par celui-ci contribue pour un 12e de plus que le sexe féminin au décroissement de la population. Si le nombre des habitants a été trouvé plus grand dans le recensement, cette augmentation est le résultat d'émigrations, ou d'un dénombrement inexact.

Un fait curieux à constater, c'est que sous le régime qui occupe cette période, régime dans lequel se faisait une immense consommation d'individus dans la vigueur de l'âge, les naissances du sexe masculin dépassent, bien plus qu'à toute autre époque, celles du sexe féminin.

Quel grand et beau sujet de méditation que la sage prévoyance avec laquelle la nature répare, par des productions d'hommes, leurs destructions incessantes ! Puis, lorsque ce soin est accompli, n'est-il pas admirable de la trouver toute aussi attentive à rétablir entre les sexes l'égalité détruite par les chances de la guerre ?

(1) La moyenne des recensements, au lieu d'indiquer un abaissement dans le chiffre de la population, donne un accroissement moyen annuel de 57 individus.

Durant la troisième période de 1814 à 1827, époque de paix et de conservation, on voit se reproduire ce qui arrive ordinairement après toute épidémie, après toute année de disette, après toute guerre de longue durée, on voit, disons-nous, les vides de la population se combler peu à peu par le fait d'une fécondité devenue plus active. Ainsi, les naissances que les décès dépassaient, dans la période précédente, s'accroissent en nombre et dépassent ceux-ci. Il naît un individu sur 27 habitants. Il en meurt un sur 28, et la proportion des mariages est de 1 sur 99, 01 habitants.

L'accroissement des naissances est d'un sixième, et le nombre des décès comparé à celui de la première période est réduit d'un 13ᵉ, puis augmente d'un sur 27. En même temps, il y a augmentation de la proportion des mariages comparée à la population, et la fécondité qui, dans la première période, était de 2, 07 enfants par mariage (1), dans la seconde, de 2, 09 enfants, n'est plus dans la troisième, (Restauration) que de 2, 04 enfants.

En résumé, les naissances qui ont eu lieu durant la troisième période ayant donné le nombre 11,127
Et les décès   10,709
il résulte de l'excédant des premières sur ceux-ci, un accroissement de 418 individus, en 14 ans, soit 29, 09 par an.

A ce compte il faudrait 1000 ans pour le doublement de la population. Nous verrons plus tard que son état actuel peut faire conjecturer un avenir bien moins éloigné que celui indiqué par ce calcul.

La population, dont la moyenne était de 22,058 pen-

---

(1) J'ai retranché du total des naissances les enfants naturels.

dant la période comprise entre 1803 et 1813, aurait dû être, par le fait de la prépondérance des naissances sur les décès, de 22,476, et cependant elle ne s'est trouvée au dénombrement de 1826 que de 20,920. Cette différence en moins, est bien certainement le résultat d'une erreur de recensement et non l'effet d'une émigration, car, à cette époque comme aujourd'hui, le chiffre des habitants se grossissait annuellement d'un plus ou moins grand nombre d'habitants des populations rurales, attirés par l'appât des salaires plus élevés que leur promet l'industrie. Du reste, j'ai fait connaître, plus haut, combien l'on devait ajouter peu de confiance aux chiffres de 1826, fournis par l'administration, comme résultant d'un recensement qu'elle savait fort bien n'avoir été fait que dans les bureaux.

§ VII.

Enfants naturels. — Le tableau dans lequel se trouve indiqué le nombre total des naissances légitimes et naturelles, selon les sexes, montre que dans les trois périodes successives, république, empire et restauration, le nombre des enfants naturels et abandonnés n'a cessé de s'accroître.

Ainsi, la proportion des naissances hors mariage qui, en 1789, était de 20 pour 100 naissances légitimes, a suivi la progression ci-après :

RÉPUBLIQUE, 25 pour 100 ; EMPIRE, 33 pour 100 ; RESTAURATION, 36 pour 100. (Voir la table, page 134.)

Ces chiffres appartiennent-ils exclusivement à la population de Tours, ou bien sont-ils augmentés de produits plus ou moins nombreux apportés du dehors ? Tout porte à admettre cette dernière hypothèse. Alors, comme de nos jours, notre ville recevait, de diverses localités du département et des provinces voisines, une certaine quantité d'enfants illégitimes et de filles enceintes.

Ceux qui pensent que les chiffres n'ont de mérite que lorsqu'ils conduisent à la découverte d'une vérité morale ou physique, auront quelque peine à ne pas reconnaître, dans ce grand nombre de naissances hors mariage, une dissolution profonde des mœurs de notre population. Toutefois, lorsqu'ils sauront que le nombre des pauvres s'est accru dans une effrayante proportion pendant le même espace de temps, peut-être trouveront-ils moins de corruption que de misère dans cet accroissement du nombre des enfants naturels.

Les mœurs étaient-elles plus pures, l'aisance plus généralement répandue avant 1789 que sous la république, sous l'empire que sous la restauration?

Il est difficile, sinon impossible, de donner à ces questions, qui se rattachent à des temps déjà loin de nous, une solution précise. Certes, le raisonnement des chiffres est rigoureux; mais, quand on l'emploie, il faut tenir compte de toutes les circonstances, ne négliger aucun des facteurs du produit obtenu. Or, c'est précisément là l'embarras dans lequel nous nous trouvons, en cherchant à expliquer des faits dont les éléments d'appréciation ne reposent que sur des probabilités. Ainsi, en présence de l'accroissement numérique des naissances illégitimes qui se manifeste dès la période de 1793 à 1802, nous dirons avec toute la réserve qu'on doit apporter dans les choses qui échappent aux calculs mathématiques, que la révolution, en brisant les liens sociaux, en affranchissant l'homme du frein des devoirs,

à dû singulièrement favoriser les progrès de la misère
et de l'immoralité, sources incessantes de la multiplica-
tion des enfants trouvés et abandonnés.

Pendant la période de l'empire, époque durant laquelle la plus grande partie des jeunes célibataires allait
mourir sur les champs de bataille, et où ceux qui restaient se mariaient de si bonne heure qu'ils n'avaient
pas le temps de se livrer à leurs passions, la progression toujours croissante des naissances hors mariage,
a quelque chose qui étonne. Néanmoins ce fait reçoit
une explication satisfaisante, du séjour plus ou moins
prolongé de nombreux prisonniers internés à Tours, de
régiments français, de dépôts de toutes armes, de la formation d'un régiment de gardes d'honneur, du passage
fréquent de corps de troupes ou de militaires isolés se
rendant à Bayonne.

Ce contact incessant de l'armée avec les villes de garnison, ou de passage, est une cause de démoralisation
dont les effets se font sentir dans certains temps et dans
certains lieux, d'une manière déplorable. Ainsi M. Vin-
cent, dans sa statistique d'Angers (1834 p. 60) fait
observer qu'en 1811, le nombre des naissances illégitimes fut bientôt plus considérable qu'il n'avait été jusqu'alors; il attribue cette augmentation au séjour d'une
division de la garde impériale dans cette ville. — Cette
cause paraît avoir agi avec beaucoup d'intensité dans les
Hautes-Pyrénées et dans l'Ariège, pendant les années
qui précédèrent la guerre d'Espagne de 1823, par suite
de l'occupation de ces départements par l'armée d'observation. — En 1825, le sacre de Charles X avait attiré
à Reims une foule nombreuse qui y séjourna du 7 mai
au 25 juin; aussi, en mars 1826, le nombre des enfants

naturels s'éleva-t-il de 2/5⁰ˢ au-dessus de la moyenne. — Le séjour des soldats dans la Bretagne et la Vendée (1833) éleva le chiffre des enfants naturels de l'arrondissement de Bressuire où était le quartier général, de la proportion de 23, moyenne annuelle ordinaire, à 83 pour 100.

Tous ces chiffres, il faut en convenir, parlent hautement en faveur de l'opinion que l'agglomération des soldats dans les villes, dans les campagnes, et les passages de troupes, ont une influence très-sensible sur le nombre des naissances illégitimes. La position de Tours, comme ville de passage, de garnison et de dépôt, pendant l'époque impériale, rend donc parfaitement compte des faits observés.

Le maximum se trouve à l'année 1814, qui produit un enfant naturel sur un peu plus de deux naissances. Le minimum se rapporte à l'année précédente. Cette différence entre les deux années, provient, selon moi, de ce qu'en 1813 il y avait une diminution considérable de la population mâle au-dessus de l'âge de 20 ans; diminution résultant des levées extraordinaires d'hommes faites pour l'armée en 1812 et 1813, et que, dans le cours de ces deux dernières années, Tours, par l'éloignement des troupes qui, alors, se battaient en pays étranger, n'avait qu'une faible garnison.

La rentrée des troupes explique le fait d'augmentation observé en 1814.

Dans la troisième période, le chiffre des naissances naturelles continue de s'élever, malgré le stationnarisme de la population et l'accroissement du nombre des mariages.

Suit-il de là que le temps de la Restauration aurait été moins moral que celui de l'empire?

Il serait facile de réunir un nombre imposant de preuves à l'appui de l'opinion contraire. Toutefois, à ceux qui ne seraient pas disposés à se ranger de ce parti, je demanderai comment il se fait qu'une époque qui se distingue d'une autre par une instruction plus largement répandue, par de nombreuses écoles d'enseignement primaire mises à la portée de tous, par un développement inouï du commerce et de l'industrie, par une aisance plus généralement répartie, soit, par cela même, une époque de démoralisation plus grande.

En présence de résultats aussi tristes, quelques esprits chagrins, plus enclins au blâme qu'à l'éloge, pourront s'écrier que, dans le progrès toujours croissant de la civilisation, la différence est du bien au mal. Oh! sans doute, il y a d'autres causes aussi constantes, aussi actives de l'abandon des enfants que la dissolution des mœurs. Ne faisons donc pas l'espèce humaine plus méchante qu'elle ne l'est en effet, et croyons que la misère, cette détestable conseillère, arrache au moins à leur mère autant d'enfants que le libertinage.

CHAPITRE III.

TABLEAU

Des Mariages et des Divorces pendant trois périodes successives.

ANNÉES.	MARIAGES.	ANNÉES.	MARIAGES.	ANNÉES.	MARIAGES.	ANNÉES.	MARIAGES.	ANNÉES.	DIVORCES.
1793	216	1803	156	1813	285	1823	250	1793	50
1794	414	1804	177	1814	151	1824	199	1794	55
1795	328	1805	141	1815	501	1825	204	1795	14
1796	241	1806	165	1816	252	1826	230	1796	18
1797	285	1807	134	1817	221			1797	5
1798	252	1808	145	1818	165			1798	1
1799	151	1809	167	1819	166			1799	»
1800	125	1810	175	1820	167			1800	»
1801	161	1811	164	1821	200			1801	9
1802	185	1812	184	1822	195			1802	8
	2,314		1,604		2,099		865		120

§ Ier.

Moyennes annuelles. — Dans la première période il y a eu, année moyenne, 231 mariages ; dans la deuxième période (empire) 160, et dans la 3ᵉ (restauration) 209.

Rapport des mariages à la population. —RÉPUBLIQUE, un mariage sur 84, 04 habitants. — EMPIRE, un mariage sur un peu plus de 137 habitants. — RESTAURATION, un mariage sur 99, 01 habitants.

Si l'on comprend les 34 années étudiées dans un seul nombre, le rapport sera de : un mariage sur un peu plus de 106 habitants, soit *une personne se mariant sur 53.*

Il résulte de ce tableau que le nombre des mariages d'abord plus plus fort sous la République, a diminué, d'un tiers sous l'Empire, puis, a repris sa marche progressive sous la Restauration. S'il est vrai, comme beaucoup d'économistes le prétendent, qu'il existe un rapport intime et réel entre l'accroissement du chiffre des mariages et l'aisance générale d'une population, la diminution observée dans la seconde période n'est pas en faveur de cette époque si remarquable par la gloire de nos armes.

Néanmoins, dans cet inventaire des choses de chaque période, où l'on prend les faits comme on les trouve, il faut tenir compte de ce que, sous l'Empire, il y avait peu de jeunes célibataires. La guerre enlevait la plus grande partie des jeunes hommes ; l'action de cette cause perturbatrice qui a tant influé sur l'état normal de la population, durant toute cette période, ne cesse de se faire sentir que vers la période suivante, années de paix et de prospérité intérieures.

Un fait bien remarquable des mariages de l'Empire, c'est le peu de variations qui se présentent de 1803 à

1813, entre l'année qui précéde et celle qui la suit. Il n'en est pas de même de la première et de la troisième périodes. Le nombre des mariages donne des différences considérables.

Le *maximum* des trois périodes se rencontre en 1794 et le *minimum* en 1800. La différence, entre ces deux années peu distantes l'une de l'autre, est de plus des 2\|3.

On ne doit pas s'étonner de ces singulières oscillations de nombres dans tous les faits soumis au calcul, lorsqu'ils appartiennent aux dix années de troubles qui forment la période révolutionnaire. Le mariage étant une institution purement sociale, est nécessairement soumis à toutes les influences qui sont le produit de changements opérés dans les lois, les coutumes, les mœurs, les habitudes et les préjugés d'un peuple. On n'a pas besoin que je dise comment cela est ainsi; ces nouvelles mœurs, ces nouvelles opinions se trouvent écrites dans toutes les pages de cette grande époque, il ne faut que savoir les y lire.

§ II.

Qualité des conjoints. — Les mariages des 34 années qui occupent l'espace compris entre le 1er janvier 1793 et le 1er janvier 1827, se répartissent de la manière suivante :

Entre garçons et filles,	5,564
Entre garçons et veuves,	321
Entre veufs et filles,	760
Entre veufs et veuves, (1)	235
Total égal au nombre des mariages.	6,880

(1) Les mariages des divorcés sont compris dans la colonne des mariages entre *veufs* et *veuves*, d'où il suit.

D'où il suit :

1° que 5,885 garçons s'unissent par polygamie succes-sive avec 6,324 filles, pour former 6,880 mariages ;

2° que sur 6,880 mariages, il y en a :

A. Pour les *hommes*, 5,885 de garçons (0,855) et 995 seconds mariagas (0,145) soit 1 sur 5, 91.

B. Pour les *femmes*, 6,324 de filles (0,919) et 556 se-conds mariages (0,080 soit 1 sur 11, 37.

Ainsi, 100 garçons se mariant, contractent successive-ment 116, 91 mariages,

100 filles 108, 79 mariages.

La force que Mallet de Genève, appèle *palingamique* (1) c'est-à-dire celle qui engage l'individu qui a vu dissou-dre les liens de son premier mariage, à en contracter un second, est donc représentée par 1, 8 chez l'homme, proportion presque double de ce qu'elle est chez la femme, et 5,885 hommes suffisent à 6,324 femmes. Pour 100 maris, il faut donc successivement 107, 46 femmes, tandis que, inversement, pour 100 femmes, il suffit de 93, 58 maris.

Le nombre des garçons se remariant est à celui des filles qui se remarient.

:: 995 : 556, :: 1 : 0,558, :: 1,790 : 1.

En résumé, pour neuf garçons qui se remarient, cinq filles, seulement, contractent un second mariage.

La supériorité *palingamique* de l'homme sur celle de la femme est d'autant plus remarquable que l'homme se mariant plus tard que la femme, et étant doué d'une longévité moindre, il y a plus de femmes qui survivent à leurs maris que de maris qui survivent à leurs femmes.

---

(1) MALLET, *Recherches statistiques sur la population de Genève*, p. 76.

Ce fait tient, sans nul doute, à une loi physiologique de notre nature ou du moins à une loi sociale.

Maintenant que la proportion des premiers mariages des deux sexes est établie, voyons quelle est la proportion annuelle d'individus se mariant sur la totalité des habitants de Tours, de chaque sexe.

La population moyenne des sept derniers recensements, se compose de 21,762 habitants ; chaque sexe concourt à la formation de ce total dans les proportions suivantes : hommes, 10,081 ; femmes, 11,681.

En divisant le nombre total des hommes par le nombre moyen annuel des mariages de garçons, et le nombre total des femmes par le nombre moyen annuel des mariages de filles, on aura :

$$\frac{10,081 \text{ hommes}}{173 \text{ mar. de garçons}} = 58, 84 ; \quad \frac{11,681 \text{ femmes}}{186 \text{ mar. de filles}} = 63, 77.$$

Ainsi, il se marie annuellement un homme sur 58, 84 et une femme sur 63, 77. La différence entre ces chiffres et celui de 1 sur 53, que nous avons établi au commencement de ce chapitre, provient de ce que les seconds mariages entraient dans le premier calcul, et ne sont pas compris dans celui-ci.

§ III.

Légitimations. — Dans les trois périodes, il y a eu 329 mariages contenant légitimation d'enfants nés avant mariage ; c'est un peu moins de 0, 05 ; dans cette circonstance, le rapport des enfants légitimés aux enfants naturels est à peu près comme 1 est à 21.

On trouve pour chaque sexe les proportions suivantes :

Garçons légitimés.   40 pour 1,000
Filles légitimées.   34, 63 p. 1,000.

Cette différence, au profit du sexe masculin, nous a paru provenir 1° de ce que, parmi les enfants naturels abandonnés, les garçons sont plus nombreux ; 2° de ce que les parents considèrent ceux-ci comme un *capital plus productif.* Depuis dix ans, mes fonctions de médecin-inspecteur des enfants trouvés me mettent chaque jour en relation avec des filles-mères qui, pour l'éducation de leurs enfants, reçoivent des secours de l'administration ; or, j'ai toujours vu celles-ci conserver, de préférence, un enfant mâle, parce que, disent-elles, il leur sera d'un *secours plus réel* que si elles élevaient une fille.

§ IV.

Rapport des mariages aux naissances.

Comparaison des diverses années.

NAISSANCES ET MARIAGES.

Années.	Mariages.	Naissances.	Années.	Mariages.	Naissances.
1793	216	695	1810	173	699
1794	414	796	1811	164	683
1795	328	890	1812	184	627
1796	241	691	1813	285	919
1797	283	990	1814	151	696
1798	232	917	1815	301	735
1799	131	859	1816	252	809
1800	125	843	1818	221	815
1801	161	718	1817	163	789
1802	185	801	1819	166	842
1803	156	774	1820	167	832
1804	177	721	1821	200	843
1805	141	718	1822	193	809
1806	165	850	1823	230	795
1807	154	681	1824	199	829
1808	143	704	1825	204	805
1809	167	651	1826	250	909

§ IV.

Moyennes annuelles. — République : Un mariage pour naissances légitimes , 2, 07 ; Empire : Un mariage pour naissances légitimes, 2, 09 ; Restauration : Un mariage pour naissances légitimes, 2, 04.

Le nombre total des mariages des 34 années étudiées, comparé au nombre total des naissances qui ont eu lieu pendant ce laps de temps, offre des résultats très-curieux à constater ; c'est qu'en effet, lorsqu'on étudie ces deux éléments , année par année , que l'on balance les *maxima* et les *minima* des mariages avec les naissances de l'année qui suit, on arrive à cette conclusion que : le nombre des mariages n'exerce aucune influence sensible sur celui des naissances , et que la proportion de celles-ci est presque toujours en raison inverse de celle des mariages. Il suffit de parcourir, avec quelque attention , les colonnes du tableau ci-dessus, pour s'assurer de l'exactitude de ce que j'avance. Du reste, afin de faciliter l'étude de ces rapports , j'ai réuni quelques nombres pris parmi les *maxima* et les *minima* des mariages et des naissances dans chaque période.

République.	*Maxima* des mariages.	Naissances de l'année suivante.
En 1794	414 mariages	890 naissances
1795	328 —	691 —
1797	283 —	917 —
	Minima des mariages.	
1800	125 mariages	718 naissances
1799	151 —	843 —
1801	161 —	801 —

Il suit de là, que 1,025 mar. ont été suivis de 2,498 naiss.

Et 417 — — 2,362

Voyons si l'action des causes perturbatrices qui se sont manifestées pendant l'ère républicaine, venant à cesser, les mêmes différences annuelles se représenteront :

EMPIRE.	*Maxima* des mariages.	Naissances de l'année suivante.
En 1812 :	184 mariages	619 naissances
1804 :	177 —	718 —
1810 :	173 —	683 —
	Minima des mariages.	
1807 :	134 mariages	704 naissances
1805 :	141 —	850 —
1808 :	143 —	631 —

Ainsi 534 mariages ont été suivis de 2,020 naissances.
Et 418 — — 2,185 —

RESTAURATION.	*Maxima* des mariages.	Naissances de l'année suivante.
En 1815 :	301 mariages	809 naissances
1816 :	252 —	815 —
1823 :	230 —	829 —
	Minima des mariages.	
1814 :	151 mariages	735 naissances
1818 :	163 —	842 —
1819 :	166 —	832 —

D'où il suit que 783 mar. ont fécondé 2,453 naiss.
Et 480 — — 2,409

En présence de tels résultats, qui bien certainement ne sont pas exceptionnels, on ne saurait accorder aucune confiance à ces théoriciens du 19ᵉ siècle qui enseignent « qu'il suffit de multiplier les mariages pour « augmenter la population, et que pour arrêter les pro- « grès du paupérisme, il devient nécessaire d'interdire « le mariage aux classes indigentes. »

11

CHAPITRE IV.

—

§ Ier. — **Durée de la vie.**

GÉNÉRALITÉS.

Après avoir fait connaître le mouvement annuel et successif de la population, ses naissances, ses décès et ses mariages, il ne me reste plus, avant d'aborder l'époque contemporaine, qu'à rechercher quelle a été la durée de la vie pendant les trois périodes que nous venons de parcourir, République, Empire et Restauration.

Pour arriver à ce but, j'ai dressé, pour les deux sexes, une table de mortalité dont les nombres résultent immédiatement des relevés fournis par les registres de l'état civil. Mais au lieu de faire le dépouillement général des décès qui ont eu lieu dans les 34 années étudiées, je me suis borné à opérer sur quatre années prises dans chaque période, leur produit numérique m'ayant paru assez élevé pour qu'on puisse avoir confiance dans ses résultats. Ce relevé terminé, divisant par 12 la somme des valeurs annuelles de chaque âge, j'ai obtenu la moyenne des décès correspondants et j'en ai formé la loi de mortalité et de survivance de notre population.

La première colonne de la table indique l'âge; la deuxième, le nombre des individus vivants à cet âge; la troisième, le nombre des années vécues, ou la somme des vivants. J'ai joint à cette table, deux colonnes, 4e et 5e; elles contiennent les valeurs de la vie moyenne et de la vie probable à tous les âges.

Les nombres de la colonne intitulée : *vivants à chaque*

âge, indiquent combien, sur 5,000 enfants que l'on suppose nés au même instant, il en reste après 1 an, 2 ans, 3 ans, 4 ans, 5 ans, etc., jusqu'à l'âge où il n'en existe plus.

Un huitième 0,56 , meurt dans les trois premiers mois.
Un septième   dans les six premiers mois.
Un cinquième 0,52,   dans la première année.
Un quart 0,12,   dans la troisième année.
Un tiers,   dans la onzième année.

      Il en reste la moitié à 31 ans 8 mois.
            le tiers   à 53 ans.
            le quart à 61 ans.
       Le cinquième à 66 ans,
       Et le sixième à 69 ans.

Cette survivance représente la loi de mortalité applicable à la population de notre ville pendant toute la durée de la République, de l'Empire et la plus grande partie de la Restauration.

Ainsi, les 5,000 individus des deux sexes que nous avons supposés nés le même jour, ont vécu ensemble 176,440 ans, soit vie moyenne... 34, 9 mois. En d'autres termes, la durée de la vie *moyenne* a été de 34 ans, 9 mois pour un enfant naissant. Elle s'est accrue graduellement jusqu'à l'âge de 4 ans, où elle atteint son maximum qui est de 43 ans, 9 mois. Puis, elle est allée en diminuant, d'une manière constante et régulière, jusqu'à l'âge le plus avancé.

§ II. — Vie probable.

La vie *probable*, que bien des gens confondent à tort avec la vie moyenne, s'établit à un âge donné ; c'est l'époque à laquelle la moitié des individus de cet âge sera morte et l'autre encore vivante. Elle est égale au nombre d'années comprises entre ces deux termes.

§ III. — Vie moyenne.

La vie *moyenne* base son chiffre sur toute la durée de l'existence des individus soumis au calcul. On l'obtient, en divisant la somme des âges que ceux qui meurent, chaque année, ont vécus, par le nombre des décès ou des naissances qui lui est égal, et en retranchant 1/2 du quotient.

J'aurais pu, comme le plus grand nombre des statisticiens, opérer d'après des tables de mortalité où le nombre des morts est inscrit de 5 en 5, ou de 10 en 10 ans; cette manière de procéder, beaucoup plus expéditive que rigoureuse, ne fournit que des résultats peu dignes de confiance. J'ai préféré prendre les nombres des décès année par année, les extraire moi-même des registres de l'état civil; recherche pénible, laborieuse, mais qui pouvait seule donner à mon travail le mérite d'une exactitude réelle.

La vie *probable*, au moment de la naissance, a été de 31 ans huit mois, dans les 34 années comprises entre 1793 et 1827. Elle surpasse la vie moyenne, depuis l'âge d'un an jusqu'au moment où elle atteint celui de 41 ans, époque où il y a égalité entre ces deux quantités. A partir de cet âge, la vie moyenne devient plus forte et conserve jusqu'à la fin une faible supériorité sur celle-ci.

On remarquera que, pour l'enfant qui vient de naître, les chances de vie sont inférieures à la vie *moyenne*. Cette infériorité cesse dès qu'il a laissé derrière lui la période si meurtrière des trois premiers mois, qui emporte un nouveau-né sur huit.

A douze mois il a gagné 13 ans. Toutefois, cette première année n'a pas suffi pour compléter le travail de dégagement de la vie *probable*. Cette opération se continue jusqu'à la quatrième année, époque où la chance de vie est à son maximum d'élévation. Alors la génération nouvelle s'est débarrassée de ces embryons maladifs, de ces êtres éphémères qui n'ont pu surmonter les casualités du premier âge, mais qui comptaient comme parties prenantes dans la répartition de la somme des vivants. Ceux qui survivent, acquièrent donc une probabilité de vie de plus en plus grande.

La période ascendante de la vie *moyenne* va, du moment de la naissance à 4 ans, où elle est à son maximum, (43 ans, 9 mois); la période descendante commence à cinq ans.

La période ascendante de la vie *probable* va jusqu'à la quatrième année, où elle est à son maximum, (46 ans 3 mois).

La période de décroissement part de la 5° année, et se continue jusqu'au dernier âge.

La vie *moyenne*, en parcourant ses phases de décroissance, revient au chiffre qui la représentait au moment de la naissance, lorsqu'elle se trouve à la hauteur de la vingtième année.

La vie *probable*, dans sa progression descendante, ne rencontre son chiffre primitif qu'entre la vingt-huitième et la vingt-neuvième année.

Pendant la durée de la période d'accroissement, on peut aisément démontrer que le gain de vitalité se compose du temps vécu entre l'âge inférieur et l'âge supérieur, et de la quantité dont la vie probable, à l'âge supérieur, dépasse la vie probable à l'âge inférieur. Dans la période de décroissement, le gain de vitalité se compose du temps qui s'écoule de l'âge inférieur à l'âge supérieur, moins la quantité dont la vie probable, à l'âge supérieur, est plus faible que la vie probable à l'âge inférieur.

On remarquera que, dans les premières années qui suivent le maximum de la vie probable, les différences d'une année à l'autre sont très-faibles, et corrélativement le gain de vie très-fort : ainsi, un enfant de 7 ans n'a qu'un an de vie probable de moins qu'un enfant de 4 ans, quoiqu'il ait vécu trois ans de plus.

De 4 ans à 20 ans, la vie probable subit un décroissement de 7 mois 15 jours par année vécue ; de 20 ans à 40, la diminution est de 7 mois 18 jours; de 40 à 60 ans, de 1 an 24 jours; de 60 ans à 70, de 6 mois 12 jours, de 70 à 80, de 3 mois 27 jours.

Il résulte de là, que la probabilité de vivre suit, à peu près, dans la période décroissante, une marche constamment uniforme de 4 ans à 20 ans, et de 20 ans à 40, que le maximum d'intensité de son décroissement se rencontre dans la période de 40 ans à 60; qu'audelà de cette époque, la diminution des chances de vie est de moins en moins rapide; que par conséquent, plus un individu avance en âge, plus la pente qui le conduit au terme fatal est douce et insensible.

Quant aux différences entre les vies moyenne et probable, à la distance qui les sépare au moment de leur maximum de vitalité, nous reprendrons l'étude de ces rapports lorsque nous comparerons, entre eux, les résultats statistiques des deux grandes époque s qui ont l'objet de ce mémoire.

LOI DE MORTALITÉ ET DE SURVIVANCE, A TOURS.

(DE 1793 A 1827.)

AGES.	VIVANTS à chaque âge.	SOMME des vivants.	DURÉE DE LA VIE.	
			Moyenne.	Probable.
0 (*)	5,000	176,440	54 ans 9 mois	51 ans 8 mois
1	4,105	171,440	41 3	44 5
2	3,899	167,335	42 5	45 2
3	3,782	163,436	42 8	45 5
4	3,607	159,654	43 9	46 5
5	3,549	156,047	43 5	45 10
6	3,493	152,498	43 1	45 6
7	3,443	149,005	42 8	45 0
8	3,409	145,562	42 2	44 5
9	3,570	142,153	41 8	45 9
10	3,348	138,783	40 11	43 0
11	3,323	135,435	40 3	42 3
12	3,307	152,112	39 5	41 5
13	3,290	128,805	39 7	40 7
14	3,272	125,515	37 10	39 10
15	3,255	122,243	37 0	38 11
16	3,209	118,988	56 6	38 5
17	3,162	115,779	56 1	37 10
18	3,113	112,617	55 8	37 4
19	3,065	109,504	55 2	36 10
20	3,017	106,439	34 9	36 4
21	2,960	103,422	34 5	36 0
22	2,901	100,462	34 1	35 7
23	2,843	97,561	33 9	35 1
24	2,787	94,718	33 5	34 7
25	2,729	91,931	53 2	34 1
26	2,696	89,202	52 7	33 5
27	2,662	86,506	52 0	32 8
28	2,627	85,844	31 5	31 11
29	2,588	81,217	30 10	31 4
30	2,546	78,629	30 4	30 9
31	2,518	76,083	29 8	30 0
32	2,491	73,565	29 0	29 4
33	2,464	71,074	28 4	28 7
34	2,438	68,610	27 7	27 10

(*) Les décès de la 1re année sont ainsi répartis. . : . . . . de 0 à 3 mois   580
de 3 mois à 6 mois   440
de 6   à 1 an   **175**

(*Suite*)

AGES.	VIVANTS à chaque âge.	SOMME des vivants.	DURÉE DE LA VIE.	
			Moyenne.	Probable.
35	2,413	66,172	26 ans 7 mois	27 ans 1 mois
36	2,381	63,759	26 3	26 5
37	2,349	61,378	25 7	25 9
38	2,319	59,029	24 11	25 0
39	2,294	56,710	24 2	24 3
40	2,255	54,419	23 7	23 8
41	2,218	52,164	23 0	23 0
42	2,182	49,946	22 4	22 4
43	2,143	47,764	21 9	21 9
44	2,105	45,621	21 2	21 1
45	2,067	43,516	21 0	20 5
46	2,011	41,449	20 1	19 11
47	1,956	39,438	19 7	19 5
48	1,911	37,482	19 1	18 10
49	1,865	35,571	18 6	18 4
50	1,814	33,706	18 1	17 9
51	1,769	31,892	17 6	17 3
52	1,723	30,123	16 11	16 19
53	1,674	28,400	16 5	16 3
54	1,624	26,726	15 11	15 4
55	1,573	25,102	15 4	15 2
56	1,526	23,529	14 11	14 7
57	1,478	22,003	14 4	14 0
58	1,428	20,525	13 10	13 6
59	1,371	19,097	13 5	13 0
60	1,310	17,726	13 0	12 5
61	1,261	16,416	12 6	12 3
62	1,210	15,155	12 0	11 8
63	1,160	13,945	11 6	11 1
64	1,107	12,785	11 0	10 5
65	1,057	11,678	10 6	9 10
66	1,003	10,621	10 0	9 3
67	948	9,618	9 7	8 9
68	895	8,670	9 2	8 2
69	849	7,775	8 7	7 7
70	794	6,926	8 2	7 1
71	739	6,132	7 9	6 8
72	688	5,393	7 4	6 2
73	648	4,705	6 9	5 7
74	585	4,057	6 5	5 3

(Suite)

AGES.	VIVANTS à chaque âge.	SOMME des vivants.	DURÉE DE LA VIE.			
			Moyenne.		Probable.	
75	516	3,472	6 ans 2 mois		5	1
76	458	2,956	5	11	4	11
77	402	2,498	5	8	4	8
78	351	2,096	5	5	4	5
79	306	1,745	5	2	4	2
80	263	1,439	4	11	3	10
81	226	1,176	4	8	2	9
82	190	950	4	6	3	9
83	158	760	4	3	3	8
84	126	602	4	2	3	8
85	108	476	3	10	3	5
86	91	368	3	6	3	3
87	72	277	3	4	3	3
88	58	205	3	0	2	11
89	48	147	3	0	2	4
90	38	99	2	1	1	8
91	27	61	1	9	1	7
92	15	34	1	9	1	4
93	10	19	1	4	1	3
94	6	9	1	0	0	9
95	3	3	»	6	0	6
96	»	»	»	»	0	6
97	»	»	»	»	»	»
98	»	»	»	»	»	»
99	»	»	»	»	»	»

TROISIÈME SECTION.

—

Recensements et mouvement de la population de Tours,
de 1827 à 1846, inclus.

—

GÉNÉRALITÉS.

—

La période que nous abordons décrira des limites plus larges, plus étendues que les époques précédentes.

Objet d'une étude particulière, elle sera plus instructive, en ce sens que, se liant immédiatement au passé et au temps présent, elle offrira non-seulement le complément de l'histoire de notre population depuis le milieu du xviie siècle, mais encore son actualité et son existence intime.

Cette appréciation numérique de tous les faits qui, pendant une série de 214 années, concernent l'homme considéré, non comme individu, mais comme membre de l'agrégation sociale qu'on appèle *population*, est une œuvre de labeur dont on ne saurait mesurer la difficulté, si l'on n'a soi-même entrepris un travail du genre de celui-ci.

L'immense quantité de matériaux bruts qu'il m'a fallu rassembler, les myriades d'opérations arithmétiques auxquelles j'ai été obligé de recourir pour en déduire les conséquences, pour arriver à l'énoncé rigoureusement exact de chacun des rapports moyens, la preuve de tous ces fastidieux calculs, la nécessité de les recommencer si celle-ci indique des erreurs, tout cela demande des efforts pénibles, opiniâtres. J'ai la conscience de n'avoir rien négligé, et s'il est plusieurs points qui ont échappé à mon examen, plusieurs questions qui n'ont pas été traitées avec tout le développement dont elles sont susceptibles, c'est que dans les documents mis à ma disposition, je n'ai rien trouvé qui ait pu me fournir quelque chose de précis.

CHAPITRE Ier.

§ Ier. — Population.

La population moyenne de Tours, pendant les 10 premières années, de 1827 à 1836 est de 24,619 habitants.

Pendant les 10 dernières années
de 1837 à 1846 de 29,680

Des 20 années, c'est-à-dire de
1827 à 1846 27,149

La proportion des sexes pendant ce laps de 20 années est représentée par les chiffres suivants :

Première période.

Hommes 10,579 ⎫
Femmes 14,040 ⎭ 24,619

Excédant des femmes . . . 3,461

Deuxième période.

Hommes 13,974 ⎫
Femmes 15,706 ⎭ 29,680

Excédant des femmes. . . . 1,732

Cette proportion des sexes, comparée à celles qui précèdent, montre qu'à mesure que l'on s'éloigne de l'époque de l'Empire, on voit se rétablir l'équilibre entre les deux sexes, rompu par la grande consommation d'hommes durant la guerre : la population, *femmes*, est à celle des *hommes* :: 100 est à 89 ; dans tout le département ce rapport est :: 100 : 96, 06.

§ II. — État civil des personnes.

SEXE MASCULIN.

Première période.

Garçons	5,548		
Hommes mariés	4,612	10,579	
Veufs	419		

SEXE FÉMININ.

			24,619
Filles	6,624		
Femmes mariées	5,679	14,040	
Veuves	1,737		

SEXE MASCULIN.

Deuxième période.

Garçons	6,930		
Hommes mariés	6,645	13,974	
Veufs	399		

SEXE FÉMININ.

			29,680
Filles	7,292		
Femmes mariées	6,533	15,706	
Veuves	1,881		

Accroissement de la population de 1827 à 1846   5,061
Moyenne de l'accroissement des vingt années 253 indiv.

L'augmentation de plus du 5ᵉ de la population durant les dix dernières années ne saurait être attribuée à un excédant des naissances, puisque celui-ci, dans ce laps de temps, n'a été, défalcation faite des morts-nés, que de 450. Elle est due presque en entier 1° à l'immigration, c'est-à-dire à une affusion considérable de nouveaux habitants venus du dehors, pour être employés, à divers titres, à l'administration des chemins de fer de Bordeaux et de Nantes, 2° à l'adjonction opérée en 1846 de la commune de St-Etienne qui a versé dans la masse générale une population de 1,400 habitants.

Il résulte de ce qui précède que l'on compte à Tours : 12 individus du sexe masculin contre 14,05 du sexe féminin ; en France, ce rapport est de 23 contre 24. 5 garçons de tous âges contre 5,06 filles : en France, 43 contre 44.

5 hommes mariés, contre 6,02 femmes qui le sont aussi : en France 672 contre 673.

Enfin un seul veuf pour 4,04 veuves

Ainsi si, comme il y a tout lieu de le croire, les chiffres des derniers recensements sont très approximatifs, il existe à Tours plus de femmes que d'hommes et plus de veuves que de veufs. Toutefois, dans les français, étrangers à la ville, les hommes l'emportent sur les femmes. Nous avons vu plus haut qu'il nait plus de filles que de garçons, mais ce rapport, qui est pour notre population : : 100 : 98. 30, ne saurait rendre compte de l'excédant des femmes ; il faut chercher les autres éléments de cette proportion dans la mortalité des hommes qui est plus grande, plus rapide que celle des femmes *appartenant à la ville*, dans les émigrations, dans les voyages à l'étranger, plus fréquents pour le sexe masculin que pour le sexe féminin , dans le relâchement des habitudes morales, dans la prostitution clandestine.

Il y a plus de veuves que de veufs, c'est la même chose, à quelques proportions près, en France, la même chose dans tous les autres pays de l'Europe. Cela se conçoit aisément, les femmes se marient un peu plus jeunes que les hommes, elles sont plus vivaces, elles émigrent ou voyagent moins souvent. Enfin, beaucoup moins de veuves que de veufs contractent un second mariage.

On compte parmi les gens mariés un treizième plus de femmes que d'hommes. Ce résultat, qui surprend tout d'abord et qui semble jeter du doute sur l'exactitude des recensements , est mentionné fréquemment dans les pays où cette opération est faite avec le plus grand soin. En France cet excédant est de 1|20°, à Paris de 1|17°. Cela tient 1° à ce que ce sont particulièrement les hommes qui vont s'établir ailleurs ; 2° à ce que des militaires, dont les femmes se trouvent portées comme mariées, sont compris comme garçons dans le chiffre de l'armée, 3° à ce qu'il n'est pas toujours possible de bien connaître l'état civil de tout le monde dans une ville qui, plus que toute autre de la même classe, est devenue, depuis un certain nombre d'années , le refuge d'une quantité de filles qui usurpent le titre de femmes mariées , ou de veuves, et aussi de femmes réellement mariées ne vivant pas avec leurs maris.

Il résulte encore de la moyenne de ces dénombrements : 1° qu'à Tours , comme dans plusieurs contrées de la France , mais dans des proportions un peu plus élevées, les garçons de tous les âges équivalent à plus de la moitié de la population masculine et à plus du quart de la population totale. Les hommes mariés représentent la moitié plus 1/12e de la première et le 1/4 environ de la seconde, et les veufs 1/30e et 1|36e; en France, les hommes mariés équivalent à plus du 1/5 de la population masculine, au 5e environ de la seconde, et les veufs à 1|22e et à 1|45e.

On constate que les filles font près de la moitié de la population féminine, et très sensiblement plus du quart de la population totale; les femmes mariées moins de la moitié de celle-là, beaucoup plus du 4e de celle-ci, et les veuves un 8e et un 15e; en France, le nombre des femmes mariées n'atteint pas le 5e de la population totale, et celui des veuves équivaut au 11e et au 22e.

Considéré dans son ensemble, le nombre des garçons et des filles est un peu au-dessous de la moitié de la population totale; celui des hommes et des femmes mariées est moins un 7e, 04 égal à la moitié, et les veufs et veuves à un peu plus du 12e.

Un fait facile à reconnaître et qui trouve sa place ici, c'est qu'en étudiant le recensement des campagnes environnantes, on trouve qu'il y a, proportion gardée, beaucoup plus de femmes dans les villes que dans les populations rurales, surtout de femmes célibataires et de veuves, et que dans celles-ci il y a au moins autant de garçons que de filles avec un excédant de veuves sur les veufs bien moins considérable.

§ III. — Indigents.

La population des pauvres a, de tout temps, été fort considérable à Tours. Nous avons dit ce qu'elle était aux périodes précédentes. Il nous reste à faire connaître ce qu'elle est de nos jours.

Sur 9,158 ménages formant, en 1846, la population agglomérée, 2,495 ne paient pas la cote personnelle. Or, ce chiffre représentant un groupe de 8,685 individus il s'ensuit que l'on compte 1 pauvre sur un peu plus de 3 habitants. Cependant, pour voiler la triste nudité de ce résultat, je veux bien défalquer de ce nombre, 2,685 ouvriers mal aisés, oubliés du fisc, que les maladies, le chômage, l'insuffisance des salaires maintiennent dans un état voisin de l'indigence, qui n'ont jamais assez gagné pour faire des économies ou qui, en ayant fait, les ont placées dans des mains infidèles.

Le plus grand nombre de ceux-là reçoivent des secours, mais ne les sollicite pas.

Cette correction faite, le rapport du nombre des pauvres est à celui des habitants :: 1 : 5.

Si je tenais à démontrer que cette vie de confort et de bien-être que l'on croit exister à Tours n'est qu'à la surface, j'ajouterais que le fisc compte, dans toute la cité, 5,763 individus ne payant que la cote personnelle.

Le nombre des patentables est en progression, mais ce n'est pas là, croyez-le bien, un signe certain de la prospérité de notre ville. Si l'on comptait naguères moins de cafés qu'aujourd'hui, moins de cabarets, moins de petits marchands, il est facile de constater que les bénéfices se sont amoindris en proportion d'une concurrence qui a décuplé de telle sorte que la position relative du commerce est maintenant tout-à-fait au-dessous de l'état normal. Le résultat de cette situation ne saurait être que l'accroissement indéfini des classes nécessiteuses, et l'impuissance du budget municipal et des établissements de bienfaisance à porter à la misère un secours efficace.

On a la preuve de ce que j'avance, dans le relevé de ce que coûte à la ville le budget annuel des pauvres au 31 décembre 1846, époque qui termine la série des années sur la moyenne desquelles est basé mon travail. Les dépenses présentent les chiffres suivants :

1° Hospice général,	69,050
2° Bureau de bienfaisance,	22,000
3° Refuge,	1,500
4° Société maternelle,	1,300
5° Salles d'asile,	8,796
6° Orphelins,	759
7° Distributions de bois de chauffage, de vêtements, de couvertures, conformément au legs Margueron,	369
Total.	103,774

§ IV.

Professions. — Les principales professions exercées par les habitants de Tours se divisent ainsi :

Ouvriers, un 3, 08 de la population générale ;

Propriétaires, vivants du produit de leurs propriétés, et rentiers, un 8°.

Négociants, marchands et industriels, un 12°, 06.

Domestiques, un 13° ;

Employés particuliers, un 53°, 04 ;

Professions libérales, un 92°, 07 ;

Fonctionnaires et agents salariés de l'État, un 273°.

Le reste est composé de manœuvres, de prostituées, de gens de peine, de pauvres, de mendiants, en dehors de la classe ouvrière; gens oublieux d'hier, insoucieux du lendemain, qui n'ont ni assez d'intelligence, ni assez de volonté pour sortir de la voie qu'ils suivent en aveugles, et auxquels le bureau de charité tient lieu de providence.

Cette fraction de la population est essentiellement variable, et se répartit, en grande partie, entre la population flottante.

Quant aux individus sans profession, on compte :

1° Femmes vivant du travail et des revenus de leurs maris, 4,911 ;

2° Enfants en bas âge, à la charge de leurs parents, 7,073.

§ IV. -- Maisons et habitations.

Je dirai peu de mots des habitations, j'en ai parlé dans la première partie de ce mémoire. Je ne les considèrerai ici qu'au point de vue statistique et du nombre des ménages qu'elles contiennent, selon les quartiers où elles sont situées.

Habitations. — Un relevé fait au contrôle des contributions, en 1846, porte le nombre des maisons à 3,680, ce qui donne huit habitants par maison, sans compter les étrangers dans les hôtels.

Ménages. — Il y a 2,05 ménages par maison, et près de 3 individus par ménage ; en voici la répartition :

1° *Quartier du Vieux-Château.* —Population, 7,315 habitants, 858 maisons, 2,549 ménages.

Moyenne proportionnelle, 3 ménages par maison, 2,09 individus par ménage.

2° *Quartier du Cirque.* — Population, 2,083 habitants ; 313 maisons, 544 ménages.

Moyenne proportionnelle, 1,07 ménage par maison, 5,08 individus par ménage.

3° *Quartier du marché.* — Population, 5,965 habitants, 806 maisons, 2,097 ménages.

Moyenne proportionnelle, 2,06 ménages par maison, 2,08 individus par ménage.

4° *Quartier de l'Hôtel-de-Ville.* — Population, 6,844 habitants, 879 maisons; 2,410 ménages.

Moyenne proportionnelle, 2,07 ménages par maison; 2,08 individus par ménage.

5° *Quartier de la Préfecture.* — Population, 4,913 habitants, 809 maisons, 1,558 ménages.

Moyenne proportionnelle, 1,09 ménage par maison, 3,02 individus par ménage.

Quelques quartiers offrent encore l'image de l'ancienne ville; les rues, ainsi que je l'ai déjà dit, en sont étroites, tortueuses, mal ventilées, les maisons humides, basses d'étage; mais les constructions modernes, dont les ouvertures larges et aérées sont le principal caractère, les remplacent de jour en jour. Elles sont commodément distribuées, élevées d'étage; les rues nouvelles sont droites et pavées, et par cette sage disposition modifient de la manière la plus favorable l'état hygiénique d'une grande partie de la ville.

CHAPITRE II.

§ 1er. — Naissances.

GÉNÉRALITÉS.

Avant d'entrer dans le détail annuel des naissances, je crois devoir prévenir que j'ai jugé nécessaire d'ajouter une colonne à la table des naissances pour donner place aux enfants morts-nés, à ceux qui ne vivent que quelques heures, et dont on vient déclarer à l'état civil, à la fois la naissance et la mort. L'usage était, il y a peu de temps encore, de ne dresser pour ce genre de mort qu'un acte de décès et point d'acte de naissance. Bien persuadé qu'on ne saurait compter les morts-nés parmi les décès, sans les inscrire corrélativement dans les naissances, puisqu'en définitive, on ne peut *mourir* sans être né, j'ai, en remplissant cette colonne, redressé, autant qu'il m'a été possible, l'erreur commise dans les états de population. Cette correction était d'autant plus importante, que toutes les fois que l'on a voulu établir des rapports entre les résultats moyens des naissances et des décès, les termes de comparaison ont été continuellement erronés.

C'est pour n'avoir pas tenu compte de cette manière de procéder des bureaux, qu'un anglais, M. Bannister, s'est cru autorisé à imprimer « que la dépopulation de Tours était un fait acquis à la statistique, que la mortalité relative de cette ville EXCÉDAIT celle de Paris au moyen-âge. » Or, les morts-nés déduits et toute correction faite, l'excédant des naissances sur les décès a été, de 1827 à 1849 inclus, de 1,954, soit, 85 par an. On voit, d'après ce résultat, quelle confiance doit être accordée à des recherches statistiques qui nous ont paru ARRANGÉES dans un but de spéculation, plutôt qu'entreprises dans un sentiment d'humanité, ou dans des vues d'améliorations hygiéniques.

TABLEAU des Naissances et des Mariages,

DE 1827 A 1846 INCLUS.

ANNÉES.	GARÇONS			FILLES			TOTAL des DEUX SEXES.	MORTS-NÉS.	TOTAL GÉNÉRAL.	MARIAGES.
	LÉGITIMES.	NATURELS.	TOTAL.	LÉGITIMES.	NATURELLES.	TOTAL.				
1827	504	178	482	300	158	458	940	54	994	217
1828	509	121	430	310	122	432	862	49	911	233
1829	261	184	445	265	185	450	895	53	958	223
1830	295	125	418	277	131	408	826	44	870	241
1831	322	144	466	335	132	467	933	54	987	199
1832	290	135	425	290	135	425	850	50	900	184
1833	274	169	443	270	160	430	873	53	926	226
1834	258	233	491	232	217	449	940	52	992	234
1835	329	159	488	298	168	466	934	53	1,007	230
1836	223	209	432	331	178	509	941	57	998	225
1837	230	183	413	282	166	448	861	56	917	260
1838	226	191	417	318	200	518	935	62	997	242
1839	234	194	448	273	178	451	899	58	957	223
1840	259	181	440	272	193	465	905	54	959	262
1841	261	171	432	270	174	444	876	59	935	257
1842	298	172	470	280	176	456	926	60	986	290
1843	295	166	464	288	196	584	945	58	1,003	295
1845	299	151	450	285	179	462	912	61	975	292
1845	325	176	501	322	172	494	995	66	1,061	316
1846	388	161	549	345	163	508	1,057	69	1,126	274
TOTAL.	5,698	3,403	9,101	5,841	3,383	9,224	18,325	1,122	19,447	4,924

§ II.

Moyennes annuelles. — Dans les premiers dix ans, il est né, année moyenne,　　　　　　953 enfants.

Dans les derniers,　　　　　　　991

Dans les vingt ans,　　　　　　972

Sur 18,325 naissances, non compris les morts-nés, il y a eu :

　　　　Garçons, 9,101

　　　　Filles, 9,224

Les variations d'une année à une autre sont peu considérables. La plus forte entre deux années consécutives est représentée par un huitième. L'année 1830 est celle qui compte le moins de naissances. Ce *minimum* de la reproduction de l'espèce dans notre ville dépendrait-il de l'hiver long et rigoureux de 1829 à 1830 ? Il est permis de le croire, car il serait difficile sinon impossible de trouver dans l'examen des différentes circonstances qui déterminent la distribution des conceptions et des naissances, aucune autre cause défavorable à la fécondité. La fin de l'automne de 1829 et le commencement de l'hiver de 1830 n'ont été signalés ni par des maladies épidémiques, ni par la rareté des vivres, ni par la diminution des mariages.

§ III.

Nombre des enfants naturels. — Dans les premiers dix ans, il y en a 36 p. 0|0, ou un peu plus d'un tiers. Dans les derniers dix ans, la proportion est à peu près la même. Ainsi quand il naît un enfant naturel à Tours, il en naît trois légitimes, ou plus exactement, 39 pour

103. En France, il naît 10 enfants naturels pour 130 enfants légitimes. Soit 1 pour 13.

§ IV.

Progression des naissances.

Premiers dix ans,	9,533 ;
Derniers dix ans,	9,914.

Cette augmentation du nombre des naissances qui marche parallèlement à l'accroissement de la population, devient de plus en plus manifeste au fur et à mesure que l'on s'éloigne de l'année qui nous a servi de point de départ. Ainsi, à dater de 1834, les oscillations sont moins étendues, les chiffres se soutiennent mieux, laissent moins de vide entre le *maximum* et le *minimum* de leur écart, la marche est de plus en plus régulière.

Nous avons vu que le nombre relatif des naissances hors mariage, n'avait pas été modifié d'une manière sensible, pendant la dernière période décennale ; on s'aperçoit, cependant, qu'il a une certaine tendance à s'accroître, ce qui est loin, sans doute, d'être un progrès dans la moralité de notre population.

§ V.

Rapport des naissances à la population. — Ce rapport donne les nombres suivants :

1re Période : une naissance annuelle pour 26 hab.
2e Période :   —   pour 30
Dans les vingt ans : une naissance   pour 28

En France, on compte une naissance sur 34 habitants.

Nous avons vu que le rapport des naissances à la population était

de 1691 à 1740, de 1 pour un peu moins de 30 hab.
1741 à 1790, de 1 pour 29 hab.
1790 à 1826, de 1 pour 28 hab.

Moyenne générale, de 1691 à 1826, 1 naissance annuelle pour 29 habitants.

Ce résultat qui semblerait démontrer que notre population a produit toujours beaucoup d'enfants, est singulièrement modifié par le fait de la progression toujours croissante des naissances illégitimes. Nous verrons à l'article MARIAGES, que, si la reproduction actuelle ne se distingue de celle d'autrefois que par une diminution d'un 28ᵉ, cette différence est en dehors des limites que les lois sociales ont tracées aux relations des deux sexes. Le chiffre obtenu n'altère donc, en aucune manière, les faits recueillis par nous. La conséquence est la même, *il y a eu à Tours*, à chaque époque successive, *augmentation du nombre des enfants naturels ; diminution de la proportion des naissances,* comparée à la population; *augmentation de la proportion des mariages et diminution de leur force productive.*

§ V.— De la proportion des sexes dans les naissances.

Proportion des sexes.— De 1827 à 1846 il est né :

Garçons,	9,101	100
Filles,	9,224	101 25
Total,	18,325	

Les variations d'une année à l'autre sont, en général, peu marquées.

Considérées dans un ensemble de vingt années, les naissances des filles sont plus nombreuses que celles des garçons, et ce rapport est :: 101, 25 : 100 ; mais si l'on compare entr'elles les deux périodes de 10 ans qui forment cet espace de temps, on arrive à ce résultat que dans les premiers dix ans, c'est-à-dire de 1827 à 1836, la prépondérance des naissances femelles est d'un 170ᵉ tandis que dans les derniers dix ans elle est d'un 32ᵉ. Ainsi, la proportion suivant laquelle les sexes viennent au monde, tend de plus en plus à s'écarter ici de cette loi universelle de la nature : IL NAÎT PLUS DE GARÇONS QUE DE FILLES.

Cette différence que l'on ne saurait expliquer à l'aide d'aucune théorie satisfaisante, mérite une grande attention. J'ai consulté d'énormes volumes de documents statistiques à l'effet de savoir si un résultat de cette nature se reproduisait ou non dans d'autres pays, et j'ai toujours constaté un excédant plus ou moins grand des naissances males sur les naissances femelles. J'ai bien rencontré, çà et là, les noms de quelques villes, de quelques départements où les naissances des filles surpassent celles des garçons, mais ce résultat n'est produit que durant six mois, un an au plus. Toutes les fois que l'on opère, comme je l'ai fait, sur de longues séries d'années, la proportion change et le nombre des naissances mâles prédomine.

Un fait digne de remarque, c'est que, de 1640 à 1790, il est né plus de garçons que de filles, et que, dans le département d'Indre-et-Loire cette prédominance des garçons sur les filles se rencontre aussi. Les naissances de celles-ci sont moindres d'un onzième.

Rechercher si les occupations ordinaires des habitants de Tours, leur genre de vie, leurs habitudes morales exercent une influence quelconque sur la production d'un sexe plutôt que sur celle d'un autre, serait chose à peu près inutile, car quelles que soient les occupations des populations étudiées, on arrive constamment à des résultats semblables.

La cause déterminante d'une anomalie dont nous étions loin de soupçonner l'existence, dépendrait-elle de ce qu'à Tours, une sexualité plus énergique chez la femme que chez l'homme déciderait de l'option nécessaire entre celui des deux sexes que la vie doit reproduire? Il est permis d'en douter.

Un savant allemand, Hofacker, après de longues et pénibles recherches dans les registres de l'état civil de Tubingue, est parvenu à d'importants résultats sur l'influence de l'âge relatif du père et de la mère sur le sexe du produit : je vais les reproduire en peu de mots.

Les âges sont-ils semblables entre les deux auteurs? Ils engendrent plus de filles. Sont-ils différents? Si l'âge de la mère l'emporte sur l'âge du père, ils donnent plus de garçons, et plus le nombre des années du père dépasse celui des années de la mère, plus le nombre proportionnel des garçons s'élève.

L'idée qui fait le fond de cette opinion pourrait être appuyée sur ce fait, que les mariages présentent à Tours bien moins de différence d'âge entre les deux conjoints, que dans le reste du département, et que dans beaucoup d'autres villes.

Le nombre comparé des sexes dans les naissances hors mariage offre quelque chose d'assez intéressant à noter. Sur 4,750 naissances appartenant à cette catégorie, on compte, à Tours, 2,369 filles, et 2,361 garçons. On

voit par ce résultat, que le chiffre des naissances des
filles, comme cela a été observé en France et en Europe,
tend à se rapprocher davantage de celui des garçons,
mais que néanmoins il conserve sa supériorité.

Je crois en avoir dit assez sur ce chapitre pour engager
ceux qui auraient le loisir de se livrer à des études statistiques sur notre population, à poursuivre ces recherches, à les continuer sur une base plus large, et à nous
faire connaître les résultats de leurs investigations.

CHAPITRE III.

§ Ier.— **Des enfants morts-nés.**

Sous cette dénomination sont compris, non-seulement les fœtus qui ont cessé d'exister dans le sein de la
mère, mais encore ceux qui ne sont pas nés viables, ou
qui ont succombé quelques heures après la naissance.

Nombre des morts-nés.

Premiers dix ans,	519
Derniers dix ans,	603

§ II.

Moyennes comparées. — Dans la première période, il
y a eu, année moyenne, 51 morts-nés, soit un sur 18,04
naissances. Dans la deuxième période, la moyenne
annuelle a été de 60. soit un sur 16,04 naissances.

La moyenne annuelle des vingt années est de :

Un mort-né sur 17,04 naissances,
Un mort-né sur 493 habitants.

Leur nombre offre peu de variations d'une année à l'autre.

§ III.

Augmentation des morts-nés.

Premiers dix ans, 519
Derniers dix ans, 603

Différence : 84, soit un 13°, 02

Cette progression numérique des morts-nés a lieu de surprendre, à une époque où la science pratique des accouchements n'est plus comme autrefois, la propriété exclusive de quelques médecins, et où l'usage d'appeler un homme de l'art pour assister la femme pendant la fonction pénible de l'enfantement, devient de plus en plus général. Nous regrettons de voir cette augmentation se maintenir de 1847 à 1852, et donner dans ces cinq dernières années une moyenne annuelle qui dépasse le chiffre 60. Nous n'accusons pas la nature de ce triste résultat; elle est essentiellement conservatrice; ce n'est pas elle qui tarit la source de la vie de l'enfant dans le sein de sa mère; c'est dans le plus grand nombre des cas, la honte de l'avoir conçu ou, si l'on veut, la crainte de perdre l'honneur, qui détermine celle-ci à recourir aux moyens les plus coupables pour faire disparaître le fruit de sa grossesse. La part que la misère prend à cette mort anticipée est moins grande qu'on ne le croit généralement, moins grande surtout que celle attribuée à la cupidité d'ignobles matrones, à la déplorable facilité avec laquelle elles prêtent leur concours *dans les circonstances difficiles ;* les moyens de compression employés pour dissimuler la grossesse ne sont pas sans influence sur ce résultat.

§ IV.

Proportion des enfants légitimes et naturels morts-nés. — Je n'ai pu constater ce rapport que pour cinq années de la deuxième période. Il m'a donné une augmentation de deux cinquièmes pour les enfants naturels. Ainsi, j'ai reconnu que sur 148 naissances, la chance de ne pas venir à bien, était deux fois et demie plus forte pour l'enfant né hors mariage que pour l'enfant légitime.

Toutefois, j'ai de grandes raisons de croire que la proportion des morts-nés aux naissances quoique déjà très élevée, a un chiffre réel bien plus considérable encore que celui reproduit ici. On remarquera tout d'abord que jusqu'à quatre mois et même jusqu'à six, on ne fait presque jamais la déclaration du fœtus dont l'expulsion a été prématurée. On sait, cependant, combien sont fréquentes ces fausses-couches, comme on les appelle vulgairement. Que deviennent ces produits ? on les jette dans les fosses d'aisances, on les enterre dans les caves, on les expose sur la voie publique, dans les immondices des rues, dans les cimetières, dans les églises.

A ce sujet, je dirai qu'il serait d'une bonne administration de faire exercer, autant que cela est possible, la plus grande surveillance sur toutes les maisons de sages-femmes. Nous ne désignerons plus particulièrement aucune d'elles, mais quelques investigations dont nous avons été chargé par l'autorité judiciaire, nous ont

suffisamment appris que des femmes qui s'étaient reti-
rées dans ces établissements avaient trouvé, de la part
des personnes qui les tenaient, une coupable coopération.

Parmi les enfants morts-nés à terme, j'ai trouvé plus
de garçons que de filles. Cette différence qui est d'un
cinquième est soumise aux mêmes causes que celle qui
a été constatée dans les naissances générales. Elle dépend
dans l'un et l'autre cas de ce que les fœtus mâles sont
ordinairement plus volumineux, plus pesans que les
fœtus de l'autre sexe, et que les diamètres du crâne sont
plus longs chez les premiers que chez les seconds. Dans
la recherche des probabilités qui aident à la solution de
cette question, j'ai cru pouvoir admettre comme un élément fort important la plus-vitalité du sexe féminin dont
j'ai parlé plus haut.

CHAPITRE IV.

§ Ier. — Mariages. (*)

Nombre des mariages. — Premiers dix ans, 2,213.
Derniers dix ans, 2,711.

Moyennes annuelles. — Dans les premiers dix ans, il
y a eu, année moyenne, 221 mariages ; dans les derniers dix ans, 271.

Moyenne générale : 246.

(*) Voir la colonne des mariages au tableau des naissances.

Il se trouve quelques variations bien marquées dans les nombres respectifs des mariages des vingt années indiquées au tableau. Ainsi, le rapport du *maximum* au *minimum* est :: 31 : 18.

Le *maximum* correspond à l'année 1845, le *minimum* à l'année 1832, époque d'une épidémie cholérique. Cette progression numérique des mariages doit être attribuée à une aisance générale plus largement répandue pendant les années de paix et de tranquillité dont le pays a joui pendant les derniers dix ans. Quant au *minimum* que l'on rencontre en 1832, on sait que les années d'épidémie se montrent *toujours* et *partout* défavorables à l'accomplissement du fait social qui constitue le mariage.

L'année 1831, la seconde dans l'ordre des nombres décroissants des mariages, justifie ce que je viens de dire de l'influence des épidémies sur le mouvement de la population. Le *précis de la constitution médicale* de cette époque nous apprend que l'épidémie de fièvre catarrhale (*grippe*), qui débuta au mois de juin et régna pendant tout le reste de l'année, attaquait avec une certaine intensité d'action, les individus de tout âge, mais se montrait plus particulièrement funeste aux adultes. La crainte de l'invasion du choléra que cette épidémie traînait à sa suite, dut contribuer aussi à diminuer le nombre des mariages, acte dont le chiffre s'élève ou s'abaisse selon l'état plus ou moins prospère d'un pays, selon les circonstances de nourriture, de température, de salubrité, etc.

Les gens malades ne songent point à se reproduire et ceux que l'amour de soi, que l'instinct de conservation affectent fortement à l'approche d'un danger, ne sont guères disposés à subir la bénédiction nuptiale, cette base première de l'existence de la famille.

§ II.

Accroissement des mariages.

Premiers dix ans :	2,213	100
Derniers dix ans :	2,711	122,041

Cette augmentation, qui représente plus d'un cinquième, est un peu inférieure à celle de la population dont le chiffre, pendant le même temps, s'est accru d'un 5ᵉ, 550. Toutefois, la différence est trop peu marquée pour qu'il nous soit possible d'en déduire des conséquences de quelque intérêt. Des calculateurs, des économistes sévères verront dans cette différence en moins qui se produit, alors que la paix publique n'est nullement troublée, que des institutions sages gouvernent le pays, la preuve que, malgré les avantages d'une bonne administration, Tours n'offre pas toujours à l'homme laborieux, à l'ouvrier honnête, la certitude d'y subsister aisément avec sa famille. D'autres, qui ne croient pas plus que ceux-ci à l'aisance générale des habitants, trouveront la raison de ce fait dans le relâchement des mœurs d'une population qui inscrit chaque année au bureau de l'état civil une naissance naturelle pour trois légitimes.

Quant à ceux à qui il répugne d'avoir à rencontrer partout le vice et le scandale, ils n'accusent pas les mœurs de cet état de choses, car ils croient à des temps meilleurs, à des peuples plus heureux ; si le chiffre des mariages ne s'élève pas en même temps que celui des populations, ils trouvent la raison d'être de ce fait dans les nombreux obstacles dont le législateur a entouré le mariage, dans cette multitude d'actes toujours coûteux,

que la loi exige, et qu'il est souvent impossible de se
procurer; et enfin, dans l'inutilité de recourir à des
formalités légales, toutes les fois que les deux parties,
n'ayant rien à se donner, n'ont aussi rien à recevoir,
encore moins à stipuler.

§ III.

Rapport des mariages à la population.

Premiers dix ans, 1 mariage sur 111 habitants.

Derniers dix ans, 1 mariage sur 109 —

Moyenne générale, 1 mariage sur 110 —

Si l'on compare ce résultat avec celui des 34 années
qui ont vu la République, l'Empire et la Restauration,
on trouve que la moyenne annuelle a subi une diminution de 4. On se marie moins aujourd'hui que durant les
trois périodes que je viens d'indiquer.

On compte actuellement en France un mariage pour
127 habitants.

Etat civil des conjoints.— Sur 4,924 mariages, la qualité des conjoints est ainsi répartie :

Entre garçons et filles	3,995
— et veuves	232
Entre veufs et filles	527
— et veuves	170
Total égal,	4,924

D'où il résulte :

1° Que 4,227 garçons s'unissent par polygamie successive avec 4,522 filles pour former 4,924 mariages.

13

2° Que sur 4,924 mariages, il y en a :

(a) pour les *hommes*, 4,227 de garçons et 697 seconds mariages ;

Soit 1 sur 6,065;

(b) Pour les *femmes*, 4,522 de filles et 402 seconds mariages ;

Soit 1 sur 11, 249.

Ainsi 100 garçons se mariant, contractent successivement 116, 8 mariages,

100 filles 108, 9 mariages.

4,227 hommes suffisent à 4,522 femmes.

Pour cent maris, il faut donc successivement 107 femmes, tandis qu'inversement pour cent femmes, il suffit de 93 maris.

Et le nombre des garçons se remariant est à celui des filles qui se remarient :: 697 : 402 :: 1 : 0,577 :: 1,733 : 1.

La supériorité de la force palingamique chez l'homme, représentée dans la période 1790 à 1826, par 1, 8, ne l'est plus dans la période actuelle que par 1, 7. Il y a donc, de nos jours, une tendance moins grande, de la part de l'homme à contracter un second mariage. Avant 1827, pour neuf garçons qui passaient à de secondes noces, cinq filles seulement contractaient un second mariage; aujourd'hui, c'est-à-dire de 1827 à 1847, pour neuf garçons qui se remarient, il n'y a que quatre filles qui prennent un nouvel époux.

Ainsi, les femmes se remarient moins; la diminution de nombre est de 1 sur 50.

Quant aux hommes, la diminution n'est que de 0,007.

La proportion moyenne annuelle d'individus se mariant est, à la totalité des habitants de Tours, pour chaque sexe, dans les rapports suivants.

Population moyenne des vingt années étudiées : 27,149.

Proportion des sexes : hommes, 12,276; femmes, 14,873.

En divisant le nombre total des hommes par le nombre moyen annuel des mariages de garçons, et le nombre total des femmes par le nombre moyen annuel des mariages de filles, on a :

$$\frac{12,276 \text{ hommes}}{211 \text{ mar. de garçons}} = 58,18; \quad \frac{14,873 \text{ femmes}}{226 \text{ mar. de filles}} = 65,81.$$

Ainsi, il se marie annuellement un homme sur 58,18, et une femme sur 65. 81.

Le rapport des mariages à la population *hommes* dans la première période étant de :　　1 sur 58,84

Et dans cette dernière de :　　1 sur 58,18

Il y a une augmentation de 0,01.

Le rapport à la population *femmes* étant de 1 sur 63,77

Et dans la dernière de　　1 sur 65,81

Cette différence donne une diminution de 0,03.

Le chiffre relatif des mariages de la population, hommes, s'est donc maintenu à peu près au même niveau que de 1790 à 1826; celui des mariages de femmes a baissé; il se marie plus d'hommes que de femmes, et la différence entre ces deux nombres tend à s'élever.

Légitimations. — Les légitimations d'enfants nés avant mariage oscillent entre 3 et 4 pour cent. Les actes qui reconnaissent les garçons sont toujours en plus grand nombre que pour les filles; ainsi, sur huit enfants reconnus, on compte cinq garçons et trois filles.

§ IV.

Age des premiers mariages. — J'ai recherché pour quelques-unes des années comprises dans mon travail, l'âge absolu de chacun des époux considéré isolément ; sur 200 mariages, pris indistinctement dans la seconde période, j'ai trouvé, en opérant sur l'âge des garçons et des filles, une moyenne de 26 ans pour les garçons et de 23 ans pour les filles.

Un certain nombre d'actes relevés sur les registres de la paroisse N.-D.-Lariche pour les années écoulées de 1725 à 1735, fixent la moyenne de cet âge à 28 ans 4 mois pour les garçons, et à 24 ans pour les filles. On se mariait plus tard autrefois qu'aujourd'hui.

Age comparatif des époux. — Je n'ai pas dépouillé un assez grand nombre d'actes pour établir l'âge respectif des époux entr'eux. Toutes fois, il résulte des recherches que j'ai faites qu'il existe assez souvent une énorme disproportion d'âge entre les conjoints, et cela plus particulièrement parmi les mariages de la classe ouvrière.

Ainsi, j'ai compté sur 100 mariages de cette catégorie 28 femmes plus âgées que leurs maris. Les deux tiers de ce nombre étaient composés d'anciennes domestiques, l'autre tiers, de lingères.

Du reste, ce retard du mariage des femmes s'explique parfaitement par la prédominance du sexe féminin que nous avons vue être d'un tiers, dans les dix premières années, et d'un huitième seulement dans les dix dernières. Il trouve aussi sa raison d'être dans ce fait, que les femmes domestiques et les ouvrières, douées en général de plus de circonspection, de plus de prévoyance que les hommes du peuple, ne se marient le plus souvent qu'après avoir fait, au service, des économies suffisantes pour se mettre en ménage.

Quant aux maris plus âgés, c'est la règle commune. Sur les 100 mariages dépouillés par moi, il y avait neuf maris dont l'âge surpassait de 10 à 15 ans celui de la femme, trois de 15 à 20 ans, un de 45 ans, un autre de 50 ans.

Rapport des mariages aux naissances. — Les résultats des vingt années sont les suivants :

1re *Période* :

Mariages   2,213
Naissances légitimes   5,771

D'où il suit qu'un mariage a produit 2, 3 enfants.

Si l'on ajoute par approximation 360 enfants morts-nés légitimes, on a par mariage 2, 8 enfants.

2e *Période* :

Mariages   2,711
Naissances légitimes   5,768

Ainsi, dans les derniers dix ans, un mariage a produit 2, 13 enfants. Que l'on comprenne dans ce résultat les enfants légitimes morts-nés, le rapport réel sera le même que le précédent, c'est-à-dire de 2, 13 enfants par mariage.

En France, on compte un mariage pour 3, 47 naissances légitimes.

Nous avons vu que vers la fin du XVIIe siècle et pendant la plus grande partie du XVIIIe, le rapport des mariages aux naissances légitimes était à peu près comme un est à quatre, et que dans les 34 années qui séparent 1793 de 1827 il a été de un mariage sur 2, 8 naissances légitimes.

Il y a donc eu, à chaque époque successive, diminution de la force productive des mariages.

Un fait bien digne de remarque c'est qu'en parcourant la longue liste des mariages célébrés depuis 1632 jusqu'à nos jours, on trouve que le maximum des mariages correspond aux années les plus tristes, les plus douloureuses de nos orages révolutionnaires, et que par une coïncidence non moins curieuse, les dix années du XVIIe siècle qui virent la décadence du commerce et de l'industrie de notre ville, sa DÉPOPULATION, son apauvrissement, furent celles où le nombre des mariages atteignit sa plus haute valeur. Quelles sont les causes morales qui ont déterminé ce phénomène social, si inattendu, si contraire aux opinions reçues? Ce problème peut-il recevoir une autre solution que celle-ci, toute étrange qu'elle est?

« La stagnation des affaires, les souffrances du commerce et de l'industrie, les troubles civils, les grands mouvements politiques déterminent dans notre population une augmentation du nombre des mariages.

J'ai démontré que, dans les 34 années qui ont précédé 1827, le nombre total des mariages n'exerçait aucune influence sensible sur celui des naissances. Ce résultat se trouve confirmé lorsque l'on balance les *maxima* et les *minima* des mariages de 1827 à 1847 avec les naissances de l'année qui suit. De même que précédemment, on arrive à cette conclusion que la proportion des naissances est constamment en raison inverse de celle des mariages.

Des divers faits que je viens de présenter, on peut tirer les conséquences suivantes :

1° Les mariages sont sujets à des variations de nombre qui se rattachent soit aux années d'abondance et de disette, aux années de paix et de guerre, soit aux années d'épidémie.

2° La stagnation des affaires, les souffrances du commerce et de l'industrie, les troubles civils, les grands mouvements politiques COÏNCIDENT avec le *maximum* du nombre des mariages.

3° Les années d'épidémie, de grande mortalité, tendent à les rendre moins fréquents, en déterminent le *minimum*.

4° L'accroissement du nombre des mariages est inférieur à l'accroissement de la population.

5° Le rapport des mariages à la population a une tendance marquée à rapprocher ses termes extrêmes.

6° Il se marie plus d'hommes que de femmes.

7° La proportion annuelle de femmes se mariant, sur la totalité de celles qui habitent Tours, va toujours baissant de valeur.

8° La force qui porte l'homme à contracter un second mariage, est moins grande qu'avant 1827.

9° Les femmes qui passent à de secondes noces, sont en nombre plus petit.

10° L'âge absolu des premiers mariages est de 26 ans pour les garçons et de 23 ans pour les filles. Il y a de fortes présomptions de croire qu'au XVIIe et au XVIIIe siècles la moyenne était plus élevée de 2 ans 4 mois pour les garçons et d'un an pour les filles.

11° La disproportion d'âge entre les époux est un fait qui se reproduit plus fréquemment qu'on ne le croit généralement.

12° Le rapport des mariages aux naissances légitimes, après avoir été de 1690 à 1790 comme un est à quatre, est descendu pendant la période de 1793 à 1826, à 2, 8°, et se maintient depuis cette époque à 2, 11.

13° Les mariages à Tours produisent un tiers de naissances légitimes de moins qu'en France, mais les naissances d'enfants naturels y sont quatre fois plus nombreuses.

14° Le nombre total des mariages n'a aucune influence sur celui des naissances; il se présente, au contraire, en sens inverse de ce dernier.

CHAPITRE V.

DÉCÈS.

§ Ier.

TABLEAU des Décès, de 1827 à 1847.

PREMIERS 10 ANS.	DERNIERS 10 ANS.
Population moyenne : 24,619.	Population moyenne : 29,680.

ANNÉES.	SEXE		TOTAL général.	ANNÉES.	SEXE		TOTAL général.
	masculin.	féminin.			masculin.	féminin.	
1827	489	469	958	1837	477	481	958
1828	475	425	900	1838	476	417	893
1829	355	330	685	1839	581	430	1,011
1830	422	404	826	1840	466	427	893
1831	404	403	807	1841	500	467	967
1832	477	457	934	1842	508	433	941
1833	548	324	672	1843	502	420	922
1834	422	440	862	1844	445	400	845
1835	407	385	792	1845	494	411	905
1836	438	397	835	1846	595	531	1,426
Totaux...	4,237	4,034	8,271		5,044	4,417	9,461

§ II.

Moyennes comparées. — Dans les premiers dix ans, il est mort, année moyenne :

423 hommes,
403 femmes,

Total. . . 826 pour les deux sexes.

Dans les derniers dix ans :

504 hommes,
441 femmes,

Moyenne annuelle 945 pour les deux sexes ;
Dans les vingt ans, il y a eu :

9,281 décès masculins,
8,451 décès féminins

Total général. . . 17,732 décès des deux sexes.

L'excédant des décès masculins est de 1 sur 11,010 décès féminins. De 1827 à 1836, il est trois fois moins fort que dans la seconde période.

§ III.

Accroissement des décès.

Premiers dix ans, 8,271
Derniers dix ans, 9,461

Cet accroissement du nombre total des décès est proportionnel, soit à celui des naissances, soit à celui de la population.

§ IV.

Comparaison des diverses années. — Le nombre des décès varie beaucoup plus d'une année à l'autre que

celui des naissances. Le chiffre mortuaire de 1827
est à celui de 1833 :: 10 : 7 ; cette différence est celle
du *maximum* au *minimum* des décès de la période de
1827 à 1837. On remarquera que cette faible mortalité
correspond à 1833, année qui succéda à la première
invasion du choléra dans notre ville. Ainsi se trouve
confirmé encore une fois ce fait, généralement observé,
qu'une épidémie inaccoutumée dans les lieux où elle se
montre, est suivie d'une période de grande salubrité.

A quoi tiennent ces variations de mortalité, dans les
diverses années comparées entre elles? c'est ce qu'il est
difficile de déduire de l'observation des constitutions
médicales publiées jusqu'à ce jour. Les rapports de cause
à effet manquent, en général, de détails. On voit, par
exemple, que c'est en été, ou vers la fin de cette saison,
que règnent principalement les épidémies de varioloïde,
de rougeole, de dyssenterie, et que, pendant l'hiver, ces
maladies attaquent moins de personnes ; que les croups,
les pseudo-croups, les bronchites, les catarrhes pulmo-
naires et les fluxions de poitrine sont rares pendant la
saison chaude, fréquents et quelquefois épidémiques
pendant les froids, surtout quand ceux-ci sont humides ;
que les fièvres d'accès, les fièvres graves sont souvent
produites par les variations ou conditions météorologiques, propres aux mois d'août, de septembre et d'octobre. Mais que sert à l'hygiène publique cette énumé-
ration de mois, de saisons et de maladies, lorsqu'on ne
donne pas le nombre des malades qui succombent sous
l'influence de l'état épidémique, ou, si vous aimez mieux,
de la constitution médicale dominante ? Certes, personne n'ignore que la saison des fortes chaleurs favorise
le développement des principales maladies éruptives de

l'enfance, tandis que le froid, et le froid humide surtout, font naître et multiplient les maladies de poitrine ; mais, encore une fois, de ce que nous savons qu'il y a presque continuellement des maladies dominantes relativement aux autres, ordinairement les mêmes durant les mêmes saisons, cela suffit-il pour arriver à la connaissance des lois pathologiques de la mortalité ? Non, certainement. J'indiquerai, dans le cours de ce mémoire, les moyens à l'aide desquels il m'a paru qu'il serait facile de donner un intérêt plus réel aux publications dans lesquelles on a traité de nos constitutions médicales, d'une manière si incomplète, si peu profitable à la science.

La table des décès de 1837 à 1846 offre des variations bien moins considérables que la précédente. La différence d'une année à l'autre est au plus d'un 12ᵉ ; je ne parle pas de celle de 1845 à 1846, qui est d'un 5ᵉ, elle dépend évidemment de l'adjonction de Saint-Étienne à la ville. Cette déduction faite, on voit que l'année 1839 occupe le premier rang pour la mortalité. Celle qui la précède comme celle qui la suit, comptent un même nombre de décès, 893. Le *minimum* de mortalité se trouve en 1833 ; la différence entre le *maximum* et le *minimum* est d'un tiers ; elle provient sans nul doute, d'un accroissement de population, car l'année qui représente la plus grande somme des décès appartient à cette série progressive de naissances et de décès qui distingue, plus particulièrement, la seconde période. Un plus grand nombre d'habitants doit fournir un plus grand nombre de décès. Un fait assez curieux à constater, c'est que dans la première période, on ne rencontre que quatre années au-dessous de la moyenne décennale, tandis que dans la seconde période il y en a six.

§ V.

Rapport des décès à la population. — Le nombre total des décès, de 1827 à 1846 inclusivement, est de 17,752; dans cette somme se trouvent compris les enfants morts dans le sein de leur mère, ainsi que ceux qui ont succombé dans le travail de l'accouchement. Ces deux catégories sont confondues dans les actes de décès avec les enfants venus avant terme, et en général avec tous les fœtus assez gros pour être enterrés, on les inscrit aux registres mortuaires sous la dénomination d'enfants *morts-nés*. Nous avons dit qu'on ne fait point d'acte de naissance; je répèterai ici qu'une pareille manière de procéder vicie les états de population, charge les tables de décès et fausse la comparaison que l'on voudrait établir entre les rapports des naissances et des décès, des décès et de la population, puisqu'on ne saurait mourir sans préalablement être né.

J'ai donc dû déduire des décès, toutes les fois que je les ai pris comme terme de comparaison, les enfants morts-nés dont j'ai fait une classe à part au tableau des naissances. Or, en faisant cette correction, le chiffre des décès des premiers dix ans est abaissé à 7,603; et celui des dix dernières années à 8,241. Ce qui donne pour moyenne annuelle de la 1re période 760 décès, et 824 pour la deuxième.

§ VI.

La moyenne de la population des dix premières années étant de 24,619, c'est un décès sur 32,04 habitants;

Dans la deuxième période, la moyenne de la population étant de 29,680, c'est un décès sur 36 habitants ;

Moyenne des 20 années, 1 décès sur 34, 02 habitants.

En France, le rapport est d'un décès sur 40 habitants.

Ainsi, les décès sont relativement plus nombreux à Tours qu'en France.

§ VII.

Décroissement de la proportion des décès. — Si l'on compare le rapport des décès à la population de 1793 à 1827, à celui des décès de 1827 à 1847, on a les résultats suivants :

Moyenne annuelle, de 1793 à 1803, 747 décès ;

Rapport à la population : 1 sur 28, 8 habitants.

De 1803 à 1813, 775 ;

Rapport à la population, 1 sur 28, 4.

De 1813 à 1823, 757 ;

Rapport à la population, 1 sur 27, 6.

De 1823 à 1833, 817 ;

Rapport à la population, 1 sur 30, 13.

De 1833 à 1843, 882 ;

Rapport à la population, 1 sur 33, 6.

On voit que de 1793 à 1843, intervalle d'un demi siècle, le rapport des décès à la population a subi une proportion décroissante d'un peu plus de 16 pour 0{10}. Ainsi, tandis que sous la République, l'Empire et la première moitié de la Restauration, il mourait annuellement 1 individu sur 27, 78 habitants ; il n'en meurt, dans la dernière période, que 1 sur 31, 59 habitants. Cette proportion est de 1 sur 33.

Il y a bien longtemps que l'on parle des prétendus progrès humanitaires, que laisse sur sa trace la marche de la civilisation ; je crois que ce résultat est l'expression rigoureuse d'un progrès réel.

CHAPITRE VI.

—

Rapport des naissances aux décès.

—

§ Ier. — Comparaison des naissances et des décès.

Le rapport des naissances aux décès, dont elles réparent le dommage, sera le sujet de ce chapitre. On conçoit toute l'importance de cette comparaison, qui a été et qui est encore, chaque jour, si étrangement interprétée par des hommes auxquels nous nous plaisons à reconnaître un mérite réel, mais qui, bien certainement, n'ont pas celui d'avoir étudié ou compris les lois de la population. A l'aspect de quelques unités de naissances, inférieures à celles des décès, on les entend s'écrier que la mortalité, à Tours, prend des proportions effrayantes ; que le fait est d'une gravité telle que le ministère en demande compte aux autorités ; que l'état d'insalubrité de la ville, la saleté des rues, le défaut d'inclinaison du sol expliquent suffisamment cette immense mortalité ; enfin, qu'il y a urgence à ce que l'administration ait recours à l'application de procédés d'assainissement d'une grande énergie, afin de neutraliser la corruption de l'air, et de donner à la mauvaise qualité de l'eau une qualité meilleure.

Et d'abord, voyons dans quelles conditions se présente le nombre respectif des naissances et des décès :

La comparaison de l'un et de l'autre nous fera connaître si ces plaintes ont une valeur réelle, ou si elles ne sont que le produit de l'ignorance des faits.

§ II.

TABLEAU COMPARATIF DES NAISSANCES ET DES DÉCÈS,

DE 1793 A 1847.

PÉRIODES DE DIX ANS.	NAISSANCES.	DÉCÈS.	SUPÉRIOR. des naissances.	INFÉRIOR. des naissances.
De 1793 à 1803.	8,185	7,479	706	»
1803 à 1813.	7,088	7,751	»	663
1813 à 1823.	7,789	7,577	212	»
1823 à 1833.	8,644	8,242	402	»
1833 à 1843.	9,110	8,824	286	»
1843 à 1847.	3,909	3,798	111	»
Totaux. . .	44,725	43,671	1,717	663

Excédant des naissances : 1,054, ou 19,05 par an.

Cette différence, au profit des naissances, serait bien plus grande encore si, pour la rigueur du calcul, on défalquait du chiffre mortuaire : 1° les décès des soldats en passage ou en garnison; 2° les décès des individus morts à l'étranger, ou dans les hôpitaux, les prisons et les maisons de réclusion, décès inscrits aux registres de l'état civil de Tours, en vertu des articles 80, 82 et 87 du Code civil; 4° les décès des individus n'appartenant pas à la ville, morts à l'hospice.

Il résulte de ce qui précède :

1° Que, de 1793 à 1847, le nombre total des naissances surpasse les décès de 1054 ou de 19, 05 par an;

2° Que, sous l'Empire, les décès l'emportent de 663 sur les naissances ;

3° Que, dans les autres périodes écoulées de 1813 à 1848, la supériorité des naissances sur les décès est constante;

4° Que les variations de nombre entre les naissances et les décès ne présentent aucun résultat, aucune anomalie qui ne soient susceptibles de recevoir une explication satisfaisante ;

5° Qu'ainsi, la supériorité des décès sur les naissances au temps de l'Empire, doit être considérée comme l'expression rigoureuse des faits d'une époque où la reproduction masculine ne suffisait plus à réparer les pertes faites à la guerre.

Cette dernière déduction me paraît d'autant plus vraie, que, lorsqu'on se reporte à la table des décès, du 1er janvier 1803 au 31 décembre 1813, on voit qu'à l'époque dont je parle, les décès des hommes surpassent ceux des femmes, de 777.

La supériorité des naissances sur les décès se relève dès 1814, et se maintient durant les longues années de paix et de prospérité dont nous avons joui depuis cette époque. Elle est représentée, ainsi que je l'ai dit plus haut, par une moyenne annuelle de 19, 05 pour les 54 années qui séparent 1793 de 1847. Mais, si l'on divise cet espace de temps en deux périodes, dont l'une se terminerait en 1813 et l'autre en 1847, le rapport des naissances aux décès sera :: 100 : 99, 07, pour la première, et :: 100 : 96, 06 pour la seconde. Ainsi, les naissances qui, sous la

République et l'Empire, ne l'emportaient sur les décès que de 0,13 p. 0|0, sont supérieures de 3, 01 p. 0|0, à ceux-ci dans les périodes qui suivent ; ce qui fournit pour les vingt premières années, un excédant annuel de 2,01 naissances, et, pour les années de 1814 à 1847, un excédant de 30,66.

La différence de ces résultats caractérise à un haut degré les deux grandes époques que nous venons d'étudier.

Dans la première époque, elle éclaire d'un jour nouveau l'influence de nos victoires et de nos désastres sur les conditions d'existence et de durée de la population de Tours. Dans la seconde, elle confirme, par un exemple de plus, ce qui déjà a été mis en évidence ailleurs et ici, c'est que depuis 1814, le développement de l'espèce n'étant plus gêné dans son essor, par les dures nécessités de la guerre, suit, d'un pas lent, mais assuré, la voie du progrès que lui trace la nature ; c'est que si l'accroissement *absolu* de la population, c'est-à-dire, celui dû à l'excédant des naissances sur les décès ne présente pas une proportion bien forte, son accroissement *relatif*, c'est-à-dire, celui dû au nombre *relatif* des hommes dans l'âge de la force et du travail, atteint une proportion de plus en plus grande, une valeur de plus en plus favorable au bien-être des masses, à la richesse du pays.

Ainsi, la comparaison du nombre respectif des naissances et des décès de notre ville donne les résultats les plus satisfaisants, et montre, par cela même, combien sont ridicules et mal fondées les plaintes de ceux qui ont cru voir, dans quelques faits isolés, une diminution graduellement croissante du nombre et de la longévité des habitants.

14

§ III.

Accroissement de la population.

Il y a toujours eu une supériorité RÉELLE des naissances sur les décès. Dans l'état actuel, cet excédant (30,65 par an) est tel que, si les éléments sociaux restaient toujours dans les mêmes conditions, la durée de temps nécessaire au doublement du nombre des habitants serait de 1,000 ans. Mais, comme les éléments de la population sont essentiellement variables, que le rapport des naissances aux décès ne suit jamais une marche identique, cette supputation de temps ne saurait être prise en sérieuse considération. Ainsi, nous avons vu la population de Tours, à une époque reculée, être une fois plus nombreuse qu'elle ne l'est aujourd'hui et son décroissement coïncider avec un excédant annuel des naissances sur les décès de 26,08 (p. 109) durant la période centenaire qui se termine au 1er janvier 1793. (Une erreur typographique a substitué à cette date, 1179). Le chiffre qui la représente en 1846, est supérieur de moitié à ce qu'il était en 1826 (1), et pendant ces vingt années, la balance des naissances et des décès n'a donné qu'une augmentation annuelle de cinq pour 0|0. La raison d'être de cet accroissement est donc loin de se trouver toute entière dans la prédominance des naissances; elle se déduit bien plus de l'excès des immigrations sur les émigrations. Mais il est encore un autre élément qui contribue pour une assez large part dans ce développement graduel de la population, sans que, pour cela, son importance réelle

---

(1) En 1826, la population était de 20,920; en 1846, elle est au-dessus de 30,000.

échappe, chaque jour, aux investigations de ceux qui n'ont pas envisagé la question sous toutes ses faces. Je veux parler de l'influence de la durée moyenne de la vie, influence qui, dans l'analyse du mouvement de la population de Genève, ne pouvait échapper à la rare sagacité de Mallet (1).

On a pu voir que cette durée qui, antérieurement à 1826 n'était que de 34 ans 9 mois, s'est élevée dans la période de 1827 à 1846, à 41 ans, 3 mois, 15 jours.

Or, quand la vie d'une certaine masse d'individus se prolonge, il est évident qu'ils mourront plus tard, et que, par conséquent, il en co-existera un plus grand nombre. Ainsi, puisque les 21,523 habitants de Tours, (moyenne des recensements de 1793 à 1826) qui ne vivaient que 31 ans, 9 mois, se sont trouvés avoir dans les vingt années suivantes, 41 ans, 3 mois de vie moyenne, leur nombre a dû croître dans le rapport de ces deux chiffres, c'est-à-dire qu'il sera représenté par 26,598, somme à peu près égale au produit du recensement de 1836. Un accroissement de cette nature a dû porter surtout sur les enfants dont un plus grand nombre sera nécessairement arrivé à l'âge d'homme. Remarquez bien que ce résultat n'est pas immédiat, car, ainsi que mes tables de mortalité et de survivance le constatent, (Voir : LOIS DE MORTALITÉ de 1793 à 1826 et de 1827 à 1847) l'augmentation de vitalité suit à Tours une marche graduelle, mais il n'en est pas moins infaillible, à la longue, si, comme tout donne lieu de le présumer, la prolongation de la vie conserve cette marche

---

(1) Mallet, (loc cit. p. 148.)

progressive et sûre qui rapproche de plus en plus de l'homme *moyen*, le groupe d'individus dont notre population se compose.

En résumé, les causes auxquelles on doit attribuer l'accroissement de notre population depuis les premières années de la Restauration sont, selon leur ordre d'intensité 1° les immigrations ; 2° l'accroissement de la vie moyenne ; 3° l'excédant des naissances sur les décès.

§ IV.

Une brochure publiée par un anglais dont j'ai déjà dit quelques mots, a donné des chiffres essentiellement erronés sur la mortalité de Tours et des communes voisines. Il a fait de cette ville un vaste cloaque d'eaux infectes qui ne sont jamais enlevées, où les rues, les places et les égouts sont encombrés d'immondices de toute nature, et où la mortalité atteint dans plusieurs quartiers, celle de Paris au moyen-âge, 1 sur 19 habitants. Forcé de reconnaître, cependant, que certains quartiers sont placés dans des conditions de salubrité moins défavorables, il veut bien nous accorder que la mortalité moyenne de 1818 à 1848, dont le chiffre réel est de 1 sur 34,02 habitants, peut être représentée par 1 sur 28....

A cette erreur gratuite, il en ajoute une autre qui n'est pas moins considérable. Il affirme qu'à Saint-Symphorien et à Saint-Cyr, les décès ne sont que d'un sur 50 habitants. Or, il résulte d'un document officiel émané de M. le maire de Saint-Cyr : 1° que, dans cette commune, qui compte 1,435 habitants, il y a eu de 1831 à 1840, décès, 355.

Moyenne annuelle : 35.

Rapport à la population moyenne des dix années : 1 décès sur 41 habitants.

De 1841 à 1850 :

> Nombre des décès, 425
> Moyenne annuelle, 42

Population 1,855.

Rapport des décès à la population 1 sur 44, 02.

A St-Symphorien-*extrà*, la moyenne des décès qui ont eu lieu de 1841 à 1850, donne les chiffres suivants :

> Nombre des décès 513
> Moyenne annuelle 51

Population moyenne : 2,060.

Rapport des décès à la population. — 1 sur 40,04 habitants.

Ainsi, se trouve réduite à sa juste valeur, la confiance que l'on a pu accorder à l'auteur de la note sur LA SALUBRITÉ DES VILLES DE FRANCE. Soit qu'il parle de l'hygiène de notre ville ou de sa mortalité, de l'hygiène des communes environnantes ou de leur mortalité, son langage n'est qu'une exagération continuelle.

§ V.

Décès à l'hôpital. — Les résultats que je vais exposer se trouvent en germe dans les pièces officielles adressées par l'administration supérieure au ministre de l'agriculture et du commerce, documents dans lesquels on chercherait en vain des détails sur l'âge des décédés, sur la mortalité comparée des deux sexes, et sur la durée de leur séjour à l'hôpital.

Les chiffres obtenus par moi sont donc le produit de recherches faites sur les données statistiques que j'ai puisées dans les dossiers déposés aux archives. Il ne doit exister aucun doute sur leur exactitude.

1° La mortalité de 1827 à 1846 a été à l'hospice d'un décès sur 20 entrées.

2° Ce rapport très favorable du nombre des décès à celui des entrées, offre rarement dans cette période de 20 années, quelques-unes de ces variations brusques insolites, qui tantôt élèvent, tantôt abaissent le niveau de la mortalité au dessus ou au dessous de la moyenne générale. Il oscille constamment de 40 à 65 décès sur 1,000 malades. La moyenne, en France, est de 82 sur 1,000.

Les décès militaires n'atteignent pas 20 pour 1,000. Je n'ai pas besoin de rappeler ici que la cause de cette faible proportion tient à ce que, en général, MM. les médecins de régiment dirigent sur l'hôpital tout militaire qui a une légère indisposition ou une maladie avec ou sans gravité, et que l'âge auquel appartiennent les hommes sous les drapeaux, présente la plus grande somme de résistance vitale. Cela est connu de tout le monde.

§ VI.

Je ne puis m'empêcher de regretter que le manque absolu de documents ne permette d'arriver à quelques résultats comparatifs de la mortalité à domicile et à l'hospice. Malheureusement, il y aura toujours là une lacune impossible à combler; car, s'il est facile de connaître le chiffre des entrées à notre hopital, on ne saura jamais celui des malades en ville; toutefois, la plupart des admissions n'ayant très-souvent lieu que pour des individus placés dans les conditions les plus défavorables, ou ayant lutté longtemps contre l'impuissance de la science, il y a les plus fortes présomptions de croire que, toute proportion gardée, la mortalité de l'hospice doit être très-supérieure à la mortalité à domicile.

Dans l'état actuel des choses, la même impossibilité se présente lorsqu'on cherche à établir un rapprochement entre les décès à domicile et ceux à l'hôpital. Cette question, dont la solution donnerait lieu à des observations pleines d'intérêt, n'offrira, comme tant d'autres, aucune difficultés, dès que l'administration, se conformant aux instructions récentes du ministre de l'intérieur, EXIGERA du médecin qui aura donné des soins à un malade, ou du moins l'invitera à lui fournir une note indiquant *la nature de la maladie* qui a déterminé la mort. Le zèle et le dévouement que les médecins mettent à seconder l'Autorité, toutes les fois qu'elle sollicite leur concours dans des vues d'utilité publique, impliquent pour elle l'étroite obligation de pourvoir à la prompte exécution de cette mesure. Nous avons donc tout lieu de croire que la remise de la note, prescrite par le ministre, n'éprouvera, de la part de nos confrères, aucune opposition sérieuse. Le mécanisme, à l'aide duquel se fait la vérification des décès, n'en sera pas plus compliqué; il suffira, en effet, d'ajouter une colonne de plus, pour la nature de la maladie, au registre sur lequel doivent être inscrits les décès selon les sexes, les âges, la profession, l'habitation, les mois où ils ont eu lieu, la cause accidentelle ou morbide à laquelle les décédés ont succombé, etc. Le jour où l'administration avisera, où elle reconnaîtra combien il importe de posséder une masse de faits capables de fixer les lois pathologiques de la mortalité, c'est-à-dire de déterminer la part que prennent les différentes maladies dans la production des décès de notre population, ce jour-là, disons-nous, sera le point de départ de recherches aussi utiles à la science que profitables au pays. A quelque point de vue que l'on se place, la constatation de ces faits, la comparaison de la fréquence et de la gravité relatives des maladies, causes de décès, sont appelées à répandre une lumière toute nouvelle sur les problèmes les plus intéressants à résoudre dans l'étude des grandes questions qui se rapportent à la santé publique. Je m'abstiendrai d'insister sur ce sujet. J'ajouterai seulement que l'intensité de la mortalité étant le critérium de la salubrité d'un pays, d'une ville, d'un quartier ou d'une rue, la constatation des maladies, causes de décès, serait sans contredit la base la moins hypothétique, la plus sûre, pour l'application des mesures hygiéniques à opposer au mal.

CHAPITRE VII.

Des Suicides.

§ Ier.

Les dix années que comprend ce chapitre sont celles qui se sont écoulées de 1838 à 1847, inclusivement. Pendant cet espace de temps, j'ai été appelé par les magistrats de police à constater 64 morts volontaires. Elles sont inscrites au tableau suivant.

Je dirai quels étaient l'âge, le sexe, la profession de ceux qui ont succombé à ce genre de mort, la saison où celle-ci a eu lieu.

J'indiquerai les motifs qui ont paru être la cause déterminante des suicides, puis je ferai connaître les moyens les plus fréquemment employés, et enfin le rapport des suicides au nombre annuel des décès et à la population.

Le relevé des morts volontaires ne mentionne pas les suicides qui n'ont eu qu'un commencement d'exécution. La comparaison des données qui nous ont été fournies, le nombre de cas de cette nature que j'ai eu occasion de constater, me donnent tout lieu de croire, qu'en comprenant dans un chiffre total, et les tentatives de suicide connues, et celles que l'on a pris le soin de cacher, le nombre des individus qui, pendant ces dix dernières années ont attenté à leur existence, se trouve grossi d'un tiers.

AGES.	NOMBRE de CAS.	SELON LES SEXES HOMMES.	SELON LES SEXES FEMMES.
De 40 à 50 ans.	15	14	1
De 50 à 60	14	12	2
De 30 à 40	12	10	2
De 20 à 30	11	7	4
De 60 à 70	9	8	1
De 70 à 80	5	5	0
TOTAUX. . . .	64	54	10

SELON LES MOIS.

Avril	10	Mars	5
Août	9	Janvier	4
Mai	8	Décembre	4
Juin	7	Novembre	3
Juillet	6	Septembre	2
Février	6	Octobre	0

SELON LES PROFESSIONS.

Sans profession	18	Report	34
Militaires	5	Ouvrières	6
Domestiques	4	Domestiques fem.	2
Tailleurs de pierre	4	Femmes de peine	1
Marchands et négociants	4	Sans profession	1
Rentiers	3	Total	64
Colporteur	3		
Prêtre étranger	1		
Ouvriers chapelier — relieur — tailleur — cordonnier — jardinier	11	Hommes 54 | Femmes 10	
Contre-maître	1	Total égal. . .	64

§ II.

Selon les motifs présumés de destruction.

Mauvaise conduite, ivrognerie, débauche.	21
Dérangement dans les affaires.	7
Chagrins domestiques ; crainte de la misère.	7
Ennui de la vie, infirmités de l'âge.	5
Amour contrarié, grossesses illicites.	5
Crainte de punitions, remords.	5
Pour causes de maladie physique.	4
Aliénation mentale.	4
Amour propre humilié.	2
Perte au jeu.	1
Mélancolie sans cause connue.	2
Jalousie.	1
Total.	64

§ III.

Selon les moyens de destruction.

Sur 64 cas connus, il y a eu :

		Hommes.	Femmes.
Asphyxie par suspension.	18	15	3
par le charbon.	14	10	4
Coups de feu.	9	9	0
Armes tranchantes.	7	7	0
Empoisonnement.	7	6	1
Chûte d'un lieu élevé.	5	4	1
Asphyxie par submersion.	4	3	1

§ IV.

Rapport des suicides à la population et au nombre des décès.

Le rapport du nombre des suicides est à celui des décès :: 1 : 157 en ne comprenant dans ce chiffre que les suicides suivis de mort.

Le rapport du nombre des suicides à la population totale, (population moyenne 27,149) est de 1 sur 4,525 habitants. Ainsi que nous l'avons dit plus haut, cette proportion numérique, quelque considérable qu'elle est, ne représente cependant pas le produit réel des morts volontaires. Il nous est parfaitement connu qu'un certain nombre de personnes, mues par des considérations fort respectables, cherchent à obtenir et obtiennent de faire regarder ce genre de mort comme le résultat d'un accès de folie; or, dans ces cas plus fréquents qu'on ne croit, il n'est fait d'autre constatation que celle du médecin préposé aux décès. Un autre motif contribue encore à amoindrir cette proportion. Une quantité notable d'individus qui ne succombent, que quelques jours après, aux blessures qu'ils se sont faites, au poison qu'ils ont pris, meurent sans laisser de traces de l'atteinte volontaire portée à leur vie, c'est-à-dire sans que le magistrat de police ait procédé à une enquête sur le fait de la mort.

Depuis trois ans, la moyenne annuelle tend à accroître son chiffre qui, aujourd'hui, s'élève à 8. Cette progression est supérieure à l'accroissement proportionnel de notre population.

Du tableau des suicides résultent les faits suivants :

Des suicides qui ont eu lieu à Tours de 1838 à 1847, le 1¡4 a été commis par des individus appartenant à la période comprise entre 40 et 50 ans, si l'on ajoute à ce nombre le quotient fourni par les âges de 50 à 60 ans, on aura la moitié des morts volontaires ; le 1¡3 est représenté par des individus âgés de 30 à 40. Le 1¡6ᵉ exprime le nombre de ceux qui se trouvent entre 10 et 30 ans, le 7ᵉ entre 60 et 70 et enfin le 21ᵉ entre 70 et 80 ans.

Nous ferons remarquer que les résultats obtenus ne coïncident pas toujours avec ceux que fournit la statistique des autres pays.

La différence que j'ai trouvée en ce qui concerne Tours, c'est que partout ailleurs les âges les plus fertiles en morts volontaires sont la jeunesse et la fin de l'âge mûr, et que, pour notre ville, le suicide, loin de suivre cette marche, atteint son apogée à 45 ans, épargnant sur sa route l'âge où l'espérance fait aimer la vie. En France, à Paris plus spécialement, on compte 24 suicides p. 0¡0 avant l'âge de 15 ans, 38 sur 188 de 15 à 20 ans. Ici, le plus jeune des suicidés a 22 ans.

La période de 40 à 60 ans qui tient le premier rang dans la série des suicides, période d'autant plus élevée que le nombre des personnes vivantes qu'elle comprend est bien moins considérable que de 20 à 40, représente l'accroissement réel du nombre des suicidés. C'est l'époque de la vie où les projets, où les illusions qui ne se sont point réalisés, où les infirmités qui nous menacent ou nous accablent, portent souvent au désespoir, au dégoût de la vie. A 45 ans les contrariétés deviennent, pour ceux qui désirent plus qu'ils ne peuvent, des malheurs véritables ; les désappointements passagers, des douleurs sans consolation.

L'âge de 20 à 30 ans est peu chargé, les causes excitantes ont moins d'intensité que dans les grandes villes, les pensées d'avenir ont un espoir plus long. De 60 à 70, les souffrances physiques, la misère, font pencher la balance des suicides du côté où elles posent leur poids fatal. On ne s'étonnera pas que l'âge de 70 à 80 ne soit emporté par la même cause.

Le rapport selon les sexes des suicidés donne une proportion de 54 hommes pour 10 femmes, ou plus exactement, :: 5, 4 : 1.

Il y a plus d'individus mariés ou de veufs que de célibataires.

Chez les femmes, les suicides ont été plus nombreux parmi les filles.

Ce résultat ne surprendra personne. Tous ceux qui, comme nous sont habitués à voir de près l'intérieur des familles, sont à même d'apprécier combien les femmes ont, en général, d'énergie, de courage et de patience dans le malheur, combien aussi elles se laissent moins aller que les hommes à des pensées de découragement et aux doutes qui en sont la suite.

L'influence des saisons sur les suicides est un fait établi qui n'admet aucune contradiction.

Le printemps et la saison chaude paraissent exercer l'influence la plus défavorable sur ce genre de mort; car les mois d'avril, mai et août sont ceux où il se montre le plus fréquent. Pendant les mois de décembre, de janvier et février, les décès diminuent de moitié; les trois mois d'automne, septembre, octobre et novembre ne concourent à la mortalité que pour 1ʃ13ᵉ.

A voir ces différences de proportion, on serait tenté de croire que le nombre des morts volontaires est dans notre ville en raison inverse de l'abaissement de la température, et son maximum en raison directe de la plus grande fréquence des variations atmosphériques (avril).

Dans le travail si remarquable de M. le docteur Falret sur le suicide, les mois d'avril et d'août sont, comme dans nos tables, ceux qui coïncident avec le plus grand nombre de suicides des hommes et des femmes.

En Angleterre, ils ont lieu plus spécialement dans le mois de novembre.

Toutefois, nous ferons remarquer qu'il ne faut pas donner à l'élévation de la température plus d'importance qu'elle ne mérite. Les suicides augmentent en France, augmentent partout, c'est un fait hors de doute, et cependant je ne sache pas que la chaleur du climat de Tours, pas plus que celle de Paris ou de St-Pétersbourg soit devenue plus considérable. Des causes plus appréciables existent, nous allons les examiner.

De tous les motifs présumés de destruction de soi-même, la mauvaise conduite, l'ivrognerie et la débauche sont les plus fréquents, ils produisent le 1γ3 des suicides commis à Tours, et le 23ᵉ des suicides de Paris.

Les dérangements d'affaires, les chagrins domestiques, la crainte de la misère, l'ennui de la vie, marchent à la suite et fournissent une assez large part à ce budget des misères humaines.

Quant aux professions, il y a, rigoureusement parlant, des suicides de tous les états, de toutes les classes, les individus désignés au tableau sous le titre sans profession, sauf quelques gens de peine, avaient tous abandonné, depuis un temps plus ou moins long, le métier ou la profession qu'ils exerçaient.

L'armée, le commerce, la magistrature et le clergé

ont aussi fourni, leur contingent aux morts volontaires, mais dans des proportions variables.

Ainsi il y a eu 1 capitaine, 1 sous-officier, 2 simples soldats.

Deux négociants, un ancien juge de paix, 1 prêtre espagnol.

Quant à l'état d'aisance ou de misère de ceux qui ont succombé, le nombre des prolétaires est hors de toute proportion avec le nombre des riches. Je n'exagère rien en portant cette différence à 1[6° en plus.

Ce résultat est loin d'être d'accord avec certains faits particuliers à quelques villes, faits exceptionnels sans doute, desquels on s'est trop hâté de conclure que le meurtre de soi-même est plus fréquent chez les personnes qui ont le moyen de satisfaire, non-seulement à leurs besoins, mais encore à leurs fantaisies, que chez les individus qui sont privés même du nécessaire.

Il ne me reste plus, pour terminer ce chapitre, qu'à indiquer les moyens de destruction préférablement employés suivant les sexes, les âges, les professions.

Et d'abord, vous remarquerez, en jetant un coup d'œil sur l'ordre de fréquence des modes de suicide, que malgré la position de Tours, sur un fleuve large et profond, l'asphyxie par submersion occupe le dernier rang parmi les moyens employés. Je n'explique pas ce fait; je l'expose.

L'asphyxie par suspension représente les 2[7 des morts volontaires, ainsi 15 hommes et 3 femmes ont mis fin à leurs jours par ce mode de suicide. J'ai pu constater à ce sujet un fait très-important au point de vue médico-légal, c'est que la strangulation peut avoir lieu quelle que soit la position du corps par rapport au sol.

J'ai trouvé toujours vivace ce cruel préjugé qui veut
qu'on ne touche au corps d'un pendu qu'en présence de
l'autorité, et qui laisse inutiles les secours qu'on pourrait lui porter.

L'asphyxie par le charbon suit de très près le suicide
par suspension. — C'est le mode auquel les femmes
donnent la préférence. Les chutes volontaires et l'empoisonnement sont abandonnés par elles ; chacun de ces
genres de mort n'est représenté que par un chiffre
d'une minime valeur.

Les blessures par armes à feu sont au total des décès
: : 1 : 7.

Le lieu d'élection a été la tête dans les 6]7° des cas ,
une seule fois l'arme a été dirigée sur le cœur.

Les suicides militaires ont été commis à l'aide d'armes à feu.

Sept individus ont mis fin à leurs jours au moyen
d'instruments tranchants. Leur proportion constitue la
9° partie du chiffre général.

La section de la partie antérieure du col a été opérée
constamment avec un rasoir, et a eu lieu à plusieurs
reprises, ce genre de suicide manquant souvent son effet.

Un vieillard s'est ouvert les vaisseaux du bras , il a pu
être rappelé à la vie, et n'est mort que quelques mois après.

Je n'ai point constaté de blessures, par armes tranchantes, de la poitrine , ni du bas ventre.

L'empoisonnement entre aussi pour 1]9° dans le chiffre général des suicides.

Dans les cas que j'ai recueillis , l'acide sulfurique
compte trois décès ; l'arsenic, 2 ; l'eau de javelle , 1 ; le
bleu de Prusse, 1. La femme qui a eu recours à ce
mode de suicide avait ingéré de l'arsenic.

15

Les chutes volontaires comprennent cinq cas, ou le 13e des morts volontaires ;

Et les asphyxies par submersion, le 16e.

A ce sujet, nous avons encore à signaler un abus déplorable et souvent fatal, c'est l'habitude où l'on est généralement de suspendre par les extrémités inférieures les corps qui viennent d'être retirés de l'eau.

Je n'ai pas remarqué qu'il y ait une connexité bien marquée entre l'âge des suicidés et les moyens de destruction auxquels ils ont eu recours.

Cependant il résulterait du petit nombre de faits observés par moi, que les vieillards ont plus particulièrement recours à la strangulation ;

L'âge adulte, au poison et aux armes tranchantes ;

Les jeunes gens, aux armes à feu.

Quant aux femmes, quel que soit leur âge, elles s'asphyxient, pour la plupart, à l'aide du charbon.

Les quatre cas d'asphyxie par submersion ont présenté ceci de remarquable, que trois individus qui ont succombé à ce genre de mort étaient étrangers à la ville.

CHAPITRE VIII.

De la durée de la Vie.

§ 1er. — Vie Moyenne.

J'ai dit plus haut ce que c'était que la vie moyenne, j'ai indiqué la manière de procéder pour obtenir le nombre des années que chaque individu aurait vécu, si la durée de la vie eût été la même pour tous. Il me suffira de rappeler ici que cette connaissance du chiffre de la longévité de chacun, est d'autant plus intéressante qu'un résultat qui constate rigoureusement ce que vit une agglomération plus ou moins grande d'individus, qui enseigne quelles sont les époques favorables ou contraires de la durée de son existence, est, sans contredit, le plus important, le plus réel de ceux que l'on peut déduire de l'analyse d'une table de mortalité.

5,000 individus des deux sexes, supposés nés à la même heure, ont vécu ensemble 209,027 années ; leur vie moyenne a donc été, en retranchant 1|2 du quotient, de 41 ans, 3 mois, 15 jours. Ce résultat exprime la plus belle vie moyenne qu'ait atteinte une population urbaine d'une valeur un peu élevée. Elle égale celle de Genève, ville qu'un habile statisticien (1) cite comme offrant le maximum de la durée de la vie dans les grands centres de population. On ne pouvait espérer mieux.

La longueur de la vie moyenne en France est de 39 ans 8 mois (1852).

§ II.

Accroissement de la vie moyenne.

De 1790 à 1826 inclus, la durée de la vie moyenne a été de 34 ans 9 mois.

De 1827 à 1846 inclus, elle est de 41 ans, 3 mois, 15 jours.

Différence, 6 ans, 6 mois, 15 jours.

Il y a donc eu une augmentation de la vie moyenne totale dans la période de 1827 à 46, d'un 6e 03.

Cet accroissement, résultat d'une civilisation progres-

(1) A Genève, la vie moyenne est représentée par le chiffre de 41 ans ; (Voir MALLET : *Recherches sur la Population.*)

sive, qui rend plus nombreux et plus sûrs les moyens de conservation, se retrouve également dans la vie moyenne des deux sexes.

Ainsi, la grande période de 1790 à 1826, donne pour résultat :

Vie moyenne de l'homme, 33 ans, 10 mois.
de la femme, 35 ans, 8 mois.
Des deux sexes, 34 ans, 9 mois.

Les vingt dernières années, de 1827 à 1847 :

Vie moyenne de l'homme, 40 ans, 7 mois.
De la femme, 42 ans, 8
Des deux sexes, 41 ans, 4 mois.

Différence de la vie moyenne des deux sexes, en faveur de la période actuelle : 6 ans, 6 mois, 15 jours.

Supériorité de la vie moyenne de la femme pendant l'espace compris de 1790 à 1847, 3 ans, 3 mois.

En France, cette différence est de 2, 5 ans, d'après de Monferrand; en Angleterre de 2 ans.

La somme des années vécues par la femme est plus grande que celle attribuée à l'homme. — Cette loi que confirment tous les relevés de mortalité du XIXe siècle se vérifie complètement dans notre table de 1827 à 1846. Il n'a été donné aucune explication satisfaisante de ce grand phénomène physiologique qui, très probablement, a été de tous les temps et de tous les pays.

Nous nous bornerons à faire remarquer que cette plus-vitalité du sexe féminin, règle sans exception, se constate même avant la naissance, puisque pour 392 enfants mâles morts-nés, je n'ai trouvé que 300 filles. C'est de 0 à 1 an, que la vie moyenne diffère le plus d'un sexe à l'autre; à partir de cette époque, les deux termes tendent à se rapprocher de plus en plus, et se rencontrent à divers âges. Dans ma table, l'égalité numérique est atteinte pour la première fois à 27 ans; dans celle de Mallet de Genève à 89 ans; celle Demonferrand à 20 ans, et dans la table anglaise à 95 ans.

La vie moyenne relative aux divers âges suit une progression ascendante depuis la naissance jusqu'à 3 ans inclusivement. Parvenue à ce nombre, époque de son maximum, elle est de 54 ans, 4 mois, 15 jours; puis, elle décroît d'année en année, jusqu'au terme de la vie. Dans la période de 1793 à 1827, sa plus grande élévation est entre 4 et 5 ans.

CHAPITRE IX.

§ 1er.— Vie probable.

Comme l'on confond souvent la vie moyenne et la vie probable, je répéterai ici, que l'on entend par cette dernière expression le nombre d'années après lequel la probabilité d'exister et celle de ne pas exister sont les mêmes, et, par conséquent, égales à 1|2. Ainsi, si l'on est curieux de savoir la vie probable d'un homme de 30 ans, on cherche dans la table de la LOI DE MORTALITÉ des deux sexes, le nombre 2,982 représentant les vivants à cet âge : on en prend la moitié, 1,491, qui correspond à peu près à 66 ans et demi. Il y a donc également à parier pour et contre qu'un individu âgé de 30 ans, vivra encore jusqu'à 66 ans et demi, c'est-à-dire 36 ans, 5 mois, 15 jours, au-delà de 30 ans.

(1) *Loc: cit.* page 101; *Recherches sur la Population.*

Cette manière de procéder pour arriver à la détermination de la vie probable, s'applique à la naissance comme à tous les âges. Ainsi, au moment de la naissance, on a les résultats suivants :

Hommes : 5,000 d'âge connu; la moitié est de 2,500; à 43 ans, il en reste encore 2,518, à 44 ans, 2,487.

Leur vie probable est donc de 43 ans, 7 mois.

Femmes : 5,000 d'âge connu ; la moitié est 2,500. A 45 ans, le nombre des survivantes est de 2,526 ; à 46 ans, de 2,489.

Leur vie probable est donc de 45 ans, 8 mois.

Individus des deux sexes, 5,000 d'âge connu; la moitié est 2,500 ; à 44 ans, il en reste 2,525, à 45 ans 2,491.

Leur vie probable est donc de 44 ans, 7 mois, 15 jours.

Du calcul de la vie probable appliqué aux faits établis précédemment et aux âges successifs de notre population, on peut déduire les probabilités suivantes :

Lorsqu'une femme est parvenue au terme de la grossesse :

Il y a 16 à parier contre 1 , qu'elle accouchera d'un enfant vivant; s'il naît vivant, il y a 29 à parier contre 28 que cet enfant sera une fille; si c'est un garçon , il y a 1 à parier contre 1 qu'il sera encore vivant à 43 ans , 7 mois, et si c'est une fille, il y a 1 à parier contre 1 qu'elle vivra au bout de 45 ans, 8 mois.

§ II.

Accroissement de la vie probable.

De 1793 à 1827, la vie probable était de 31 ans, 8 mois;

De 1827 à 1847, elle est de 44 ans, 7 mois, 15 jours.

D'où il suit que la vie probable s'est accrue dans la dernière période de 12 ans, 11 mois, 15 jours, accroissement double de la vie moyenne qui, dans le même espace de temps, n'a été que de 6 ans, 6 mois, 15 jours.

La cause la plus puissante de cette progression toujours croissante des chances de la vie en faveur de l'époque actuelle, c'est que nonobstant *la diminution de la proportion des naissances,* comparée aux mariages, il y a une augmentation réelle de la population totale, et que celle-ci voit un plus grand nombre d'enfants parvenir à l'âge adulte.

De même qu'avant 1789, il y a eu dans les trois périodes successives qui représentent la République, l'Empire et la Restauration, un grand nombre de jeunes enfants avec peu d'adultes et de vieillards; le cinquième des enfants mourait dans la première année ; à 20 ans, près des deux cinquièmes avaient disparu; il en restait la moitié environ à 32 ans, le tiers à 53 ans, (Voir plus haut, la période 93 à 1827); aujourd'hui le nombre des enfants qui meurent dans la première année n'est que d'1 sur 7 ; il en reste la moitié à 44 ans, le tiers à 64 ans.

Les causes de mortalité ont donc beaucoup diminué d'intensité ; l'enfant qui voit le jour est bien plus assuré dans ses conditions de vitalité ; sa vie moyenne plus longue; son organisation d'abord si frêle, si délicate, se fortifie, se développe sous l'influence de soins plus intelligents, de précautions hygiéniques mieux comprises. Ainsi, notre population, par cela seul qu'elle conserve mieux les enfants, compte bien plus d'hommes qu'autrefois qui arrivent à l'âge de reproduire, et la somme des années vécues charge d'un poids beaucoup plus lourd la balance de la vie probable. Si, vers la fin du XVIIe siècle, époque qui nous a servi de point de départ, la fécondité des mariages, double de ce qu'elle est aujourd'hui, ne contribuait que dans de très étroites limites au recrutement effectif des générations, c'est qu'alors les deux cinquièmes des enfants nouveaux-nés mouraient dans la première année, la moitié avant d'avoir atteint la troisième année, et qu'à l'âge de 15 ans, il en restait à peine un tiers. Parcourez les actes de la paroisse de La Riche, la plus peuplée, la plus importante des 16 ou 17 paroisses de Tours, et vous serez effrayé de ces myriades de naissances d'enfants qui semblent n'apparaître sur les registres, que pour témoigner de l'empressement des parents à les présenter au baptême. Ce n'est donc pas à multiplier la vie, mais à la prolonger, que doivent tendre les efforts de tous; car, plus les naissances sont nombreuses, plus la somme des années vécues est légère, plus la probabilité de vivre est courte.

§ III.

Vie probable des deux sexes.

Considérée selon les sexes, la vie probable offre des résultats ayant une analogie très marquée avec ceux que produit la vie moyenne. Celle de la femme, prise à la naissance, l'emporte de deux ans un mois sur celle de l'homme. Soit :

Vie probable de la femme	45 ans	8 mois.
» de l'homme	43	7
Différence	2	1

La supériorité de la vie probable de la femme sur celle de l'homme, est donc plus considérable que celle de la vie moyenne qui n'est que d'1 an 5 mois. Toutefois, cette chance plus grande de vie, subit des modifications qu'il est bon de faire connaitre. Ainsi, après s'être constamment montré plus longue chez la femme que chez l'homme, jusqu'à 25 ans où elle devient égale pour l'un et l'autre sexe, elle perd sa supériorité, et ne la reprend que vers l'âge de 40 ans. Ces dix-sept années écoulées, quel que soit l'âge dont on recherche la vie probable, on trouve toujours que celle-ci est plus courte chez l'homme. A 96 ans, elle est la même pour les deux sexes. L'année suivante, la femme reste seule debout sur la tombe qui bientôt se fermera sur elle.

§ IV.

Variations du rapport des vies moyenne et probable suivant les âges.

Avant 1827, la vie moyenne l'emportait à la naissance sur la vie probable de trois années. Aujourd'hui, la vie probable est supérieure à la vie moyenne de 3 ans 4 mois. Cela s'explique : lorsque, dans un pays, la mortalité enlève une quantité considérable d'enfants, et que ceux qui dépassent l'époque si fatale des trois premiers mois, sont doués d'une constitution assez robuste pour atteindre, la plupart, à un âge avancé, la probabilité d'arriver à un âge quelconque en partant de la naissance, sera moins grande que la durée moyenne de la vie prise au même point de départ. S'il n'en est pas actuellement ainsi, c'est-à-dire, si la vie probable, à Tours, est supérieure à sa durée moyenne, c'est qu'à l'entrée de la vie, la mort immole moins de victimes, et que la plupart de ceux des enfants nouveaux-nés dont la constitution chétive était détruite au moindre choc, se conservent mieux et parviennent, plus nombreux, à l'âge d'homme.

Cette prédominance de la vie probable sur la vie moyenne, ne se reproduit pas dans des rapports constants, aux diverses époques du cours des âges; supérieure de trois années à la naissance, elle s'élève à six pour l'enfant qui échappe aux casualités de la première année. A cinq ans, elle diminue, et sa marche décroissante, après un léger temps d'arrêt au nombre 49 de la table, poursuit son cours jusqu'à l'âge de 53 ans. Dès lors, la durée moyenne de la vie devient plus forte que la vie probable, et cet avantage, d'abord très faible, plus marqué, mieux soutenu pendant les vingt années comprises entre 67 et 87, elle le maintient à un moindre degré, jusqu'à l'extrême vieillesse.

§ V.

Mortalité des diverses années.

Si l'on parcourt, avec quelque attention, la colonne des VIVANTS A CHAQUE AGE, DE LA LOI DE MORTALITÉ des individus des deux sexes, on voit que le nombre de ceux qui parviennent à un âge donné, est très sensiblement plus fort dans notre ville qu'en France, plus fort aussi qu'aux temps de la République, de l'Empire et de la Restauration. En effet, il meurt à Tours :

Un septième des enfants dans la première année de la vie ;

Près du cinquième dans la deuxième année ;

Plus du quart dans la septième année ;

Un tiers dans la vingt-unième année ;

Il en reste la moitié à 44 ans, 7 mois, 15 jours ;

Le tiers à 64 ans, 3 mois ;

Le quart à 70 ans ;

Le cinquième à 73 ans, 2 mois ;

Le sixième à 75 ans, 2 mois ;

IL MEURT EN FRANCE : (1)

Un sixième des enfants dans la première année ;

Un cinquième dans la deuxième année ;

Un quart dans la quatrième année ;

Un tiers dans la quatorzième année.

Il en reste la moitié à 42 ans ;

Le tiers à 62 ans ;

Le quart à 69 ans ;

Le cinquième à 72 ans ;

Le sixième à 75 ans.

En France le nombre des enfants qui atteint l'âge de 10 ans, est diminué à peu près de moitié à 60 ans, et les survivants à 71 ans sont réduits au tiers environ.

A mesure que l'on s'éloigne du moment de la naissance, on voit la probabilité de mourir dans le cours de l'année, diminuer continuellement jusqu'à l'âge de 12 ans, âge de la plus grande tenacité vitale. Après cette époque, les chances de mort augmentent, mais dans leur mouvement de progression, elles n'affectent pas cette régularité qui nous frappe, lorsque nous examinons une table mortuaire qui a pour base 15 à 20 millions de décès.

Ainsi, après avoir agi avec une certaine énergie sur la période de 20 à 24 ans, la mortalité ralentit ou accélère sa marche, pendant les vingt années qui remplissent

(2) Voir l'année 1853, *Annuaire des longitudes.*

l'espace de 24 à 44 ans. Les oscillations ne cessent d'une manière absolue qu'à partir de l'âge de 49 ans. Dès-lors, le mouvement de décroissance augmente de plus en plus d'intensité. Ainsi, de 60 à 70 ans, la mort enlève le tiers des sexagénaires ; à 77 ans et quelques mois, la moitié des septuagénaires a succombé ; à 90 ans il ne reste plus que 10, 09 octogénaires, sur les 459 indi-vidus vivants à 80 ans ; enfin, les nonagénaires, repré-sentés par le chiffre 42, ne comptent qu'un seul d'en-tr'eux, auquel, celui qui tient dans sa main le nombre de nos jours et dont la volonté règle nos destinées, ait permis d'atteindre l'âge de 97 ans.

Il n'y a pas eu de centenaires.

J'ai cherché le rapport des décès sexagénaires, sep-tuagénaires, octogénaires et nonagénaires, à l'ensemble des décès, et comparant ce rapport pour la ville de Tours à celui de plusieurs pays dont la loi de mortalité est par-faitement établie, j'ai obtenu les résultats suivants :

Proportions sur 1,000 décès de tout âge, de ceux qui ont atteint ou dépassé plus ou moins les âges ci-après :

	60 ANS.	70 ANS.	80 ANS.	90 ANS.
Ville de Tours, 1793 à 1827.	260 2	158 3	52 6	7 6
» » 1827 à 1647.	374 2	240	91 8	8 4
(1) Cⁿ de Genève, 1838 à 1845.	361	238	86	8 1
(2) Angleterre, 1840.	220	145	59	8 4
(3) Etats Sardes, 1828 à 1837.	221	118	33	2 »
France. Table de Duvillard.	213	118	35	3 8
Belgique. Table de Quételet.	272	170	58	7 »

(1) Marc d'Espine : *Lois de Mortalité et de Survivance, dans le canton de Genève*, 1847, page 22.

(2) *Rapport officiel anglais*, vii, p. 208. Sur plus de 350,000 décès.

(3) *Rapport de la Commission de statistique des États Sardes*, p. 707. Sur 1,187,51 décès.

Il résulte de ce tableau, que la ville de Tours a eu pendant les vingt dernières années, un avantage très marqué soit sur le canton de Genève, soit sur la Belgique et les autres pays. Ainsi, non-seulement ses sexagénaires comptent plus de survivants que partout ailleurs, mais encore ses ultra-sexagénaires, c'est-à-dire tous les individus appartenant aux séries de 70, 80 et 90 ans, sont une fois, et même une fois et demie plus nombreux qu'en Angleterre, en France et dans les Etats Sardes.

Les deux périodes comparées, offrent des différences très-significatives.

L'induction à tirer des chiffres de longévité de chacune d'elles, c'est que la force vitale de notre population urbaine est bien supérieure de 1827 à 1847, à ce qu'elle était sous la République, l'Empire et la Restauration.

On est en droit de conclure aussi que la force de longévité est supérieure à ce qu'elle est en France, en Angleterre, en Belgique et à Genève.

La *longévité*, considérée comme mesure de la force vitale d'une population, serait-elle donc un élément d'appréciation plus certain que l'âge moyen de la mortalité? Il est permis de le croire.

J'ai voulu connaître l'état-civil des vieillards dont la longévité semblait vouloir franchir le siècle de leurs contemporains, et j'ai trouvé que les décès des 42 individus des deux sexes qui ont vécu au-delà de 90 ans comprenaient dans leur répartition :

Hommes :		*Femmes :*	
Garçons,	3	Filles,	2
Hommes mariés,	4	Veuves,	22
Veufs,	11	Femmes mar^{es}	0
Total,	18	Total,	24 — 42

Si l'on rapporte ces nombres à la population, considérée suivant l'état civil et les sexes, on a les proportions suivantes :

Célibataires des deux sexes qui survivent à 90 ans,   0,305 pour 1,000

Garçons ,	0,403	—
Filles ,	0,104	—
Hommes mariés,	0,600	—
Femmes mariées ,	0,100	—
Veufs ,	27,050	—
Veuves ,	11,070	—

Il suit de là, que la position de veuf est la condition la plus favorable pour parvenir à l'extrême vieillesse, elle l'emporte de plus du double sur la condition de femme veuve; les hommes mariés vivent plus longtemps que les célibataires, les garçons plus longtemps que les filles.

Si l'état de célibat abrège la vie pour les deux sexes, celui de mariage est encore plus défavorable aux femmes réduites à attendre « que la mort à pas tardifs vienne briser leurs chaînes. » La limite extrême de leur vie ne s'étend pas au-delà de 80 ans, et, cependant, leur rapport à la population de notre ville est :: 1 : 4, 0,505. Les vieilles filles sont *plus heureuses*.

Au résumé, dans cette dernière période de la vie, où chacun semble souffrir de l'existence comme d'une expiation, et attendre, comme une grâce, de finir, le sexe féminin est en plus grand nombre que le sexe masculin. Cette différence, quelque peu considérable qu'elle est, mérite d'être notée, car elle vient confirmer les résultats obtenus dans tous les pays où l'on s'est occupé de la statistique de la mortalité, et de recherches sur la longévité.

§ VI.

Différence de vitalité suivant les sexes.

La différence de vitalité, d'un sexe à l'autre, commence à se manifester dès la naissance. A peine l'enfant a-t-il vu la lumière, que la mort, en frappant le sexe masculin avec une intensité plus grande, semble se faire un jeu d'anéantir le privilége que la naissance confère à l'homme. Ainsi, de 0 à 6 mois, les décès des garçons l'emportent d'un dixième sur ceux des filles. Ils sont :: 100 : 90. De 6 mois à 1 an, la chance de mourir avant un an révolu est moins grande pour les garçons. La seconde année voit périr 1 garçon sur 18,05; 1 fille sur 33; ou, plus exactement, leurs décès sont à ceux des filles :: 100 : 56. Dans la troisième année, la différence, quoique bien moins forte, est encore assez tranchée ; il meurt 1 garçon sur 34 0, 9; 1 fille sur 45, 07. Rapport :: 132,04 : 100. Dans la quatrième année, la perte est de 1 garçon sur 38, 06, de 1 fille sur 72, 07. Rapport :: 189 : 100. Il meurt, de l'âge de 5 à 15 ans, un peu plus de filles que de garçons.

L'égalité numérique entre les décès des deux sexes est constante de 15 à 25 ans. A ce dernier âge, elle cesse, et de 25 à 30 ans, la plus-mortalité des hommes recommence. De 30 à 50 ans, il meurt plus de femmes; de 50 à 65 ans, il meurt une proportion à peu près égale d'hommes et de femmes; de 65 ans au dernier âge les décès féminins prédominent, et, cependant, cette plus-mortalité ne leur enlève pas l'avantage du nombre, ni même ce que j'appellerai leur force de longévité, car à 90 ans, le chiffre des *survivantes* est à celui des *vivants* à cet âge

:: 4 : 3; à 96 ans :: 4 : 2; et à 98 ans, ainsi que je l'ai déjà dit, il ne reste plus qu'une femme.

Je n'ai trouvé à aucune époque de la vie de notre population, une égalité numérique entre les VIVANTS et les VIVANTES à chaque âge. Ce rapport de quantités se rencontre, à quelques unités près, lorsque parcourant la table de mortalité de la France, on arrive en présence de la 75ᵉ année. A partir de cet âge qui compte seulement cinq femmes de plus que les hommes, les différences de nombre tendent de plus en plus à s'effacer. A Tours, les résultats ne sont pas identiques à ceux de la table de Demonferrand. Les chiffres de survivance donnent une différence d'un 13ᵉ 02 au profit des femmes, à l'âge où on voit se produire en France l'équilibre entre les deux sexes. Cette loi, en vertu de laquelle il survit à toutes les époques du cours de la vie humaine, un plus grand nombre de femmes, m'a toujours paru être l'expression ou plutôt le rapport nécessaire de la plus grande mortalité du sexe masculin dans le premier âge.

§ VII.

Confection et usage des tables.

La table intitulée LOI DE MORTALITÉ A TOURS a été calculée, soit pour chaque sexe, soit pour les individus des deux sexes, d'après la totalité des décès de la ville (17,952), pendant le nombre d'années comprises entre 1826 et 1847. De même que pour la loi de mortalité de 1793 à 1827, les nombres des vivants à chaque âge sont proportionnels à 5,000 individus des deux sexes. J'ai ajouté à la table de mortalité, la vie moyenne et la vie probable de chaque sexe. J'aurai dû, afin de rendre ce vail plus complet, donner le nombre réel des décédés; leur proportion aux vivants, à chaque âge. Si je n'ai pas tracé quelques colonnes de plus, c'est que l'addition de nouvelles séries de chiffres aurait trop grossi cette table, qui, du reste, contient tous les éléments de ces calculs. Ainsi, si l'on désire connaître combien de jeunes hommes meurent à 18 ans, on divisera 3,402, nombre des vivants à 17 ans, par 29, nombre des décédés dans la 18ᵉ année; et l'on aura 1 mort sur 117, 03 : de même pour les femmes, 29 sur 3,499. Soit 1 sur 120,07.

Pour obtenir le chiffre des décès à chaque âge, il suffit de prendre la différence entre le nombre qui précède et celui qui suit. Exemple : 5,000 individus sont venus au monde, vivants, il en reste à l'âge d'un an 4,284 : la différence de ce nombre au premier étant de 716, il est évident que ce chiffre est égal au nombre des décédés de 0 à 1 an.

La vie *moyenne* et la vie *probable* occupent, en face de chaque âge, les deux dernières colonnes.

16

Loi de Mortalité et de Survivance de Tours, de 1822 à 1847.

SELON LES SEXES.

AGES.	HOMMES.						FEMMES.					
	VIVANTS à chaque âge.	SOMME des vivants.	VIE moyenne. (ans.)	(mois.)	VIE probable. (ans.)	(mois.)	VIVANTS à chaque âge.	SOMME des vivants.	VIE moyenne. (ans.)	(mois.)	VIE probable. (ans.)	(mois.)
0	5,000	205,466	40	7	43	7	5,000	212,588	42	0	45	8
1	4,284	200,466	46	4	52	6	4,290	207,588	47	10	53	9
2	4,053	196,482	47	1	54	2	4,160	203,298	48	4	54	3
3	3,937	192,429	48	4	54	5	4,069	199,438	48	5	54	4
4	3,835	188,492	48	6	54	7	4,043	195,069	48	1	53	11
5	3,772	184,357	48	5	54	2	3,931	191,056	48	1	53	9
6	3,720	180,585	48	1	53	9	3,848	187,425	48	0	53	6
7	3,678	176,865	47	7	53	2	3,793	183,277	47	10	53	0
8	3,637	173,187	46	10	52	7	3,751	179,484	47	4	52	6
9	3,604	169,550	46	6	51	11	3,740	175,733	46	10	52	0
10	3,576	165,946	45	11	51	2	3,677	172,023	46	3	51	8
11	3,553	162,370	45	2	50	5	3,649	168,346	45	8	50	7
12	3,529	158,817	44	6	49	7	3,626	164,697	44	11	49	10
13	3,504	155,288	43	10	48	10	3,602	161,071	44	3	49	0
14	3,480	151,784	43	1	48	0	3,577	157,469	43	6	48	3

AGES.	HOMMES.				FEMMES.			
	VIVANTS à chaque âge.	SOMME des vivants.	VIE moyenne.	VIE probable.	VIVANTES à chaque âge.	SOMME des vivantes.	VIE moyenne.	VIE probable.
15	3,456	448,304	42ᵃ 5ᵐ	47ᵃ 3ᵐ	3,553	453,892	42ᵃ 10ᵐ	47ᵃ 11ᵐ
16	3,431	444,848	41 9	46 5	3,528	450,339	42 1	46 8
17	3,402	144,447	41 4	45 8	3,499	446,841	41 5	45 4
18	3,373	438,015	40 5	45 0	3,470	443,342	40 6	45 2
19	3,343	434,642	39 9	44 2	3,444	439,842	40 2	41 4
20	3,314	431,299	39 2	43 6	3,441	436,404	39 6	43 7
21	3,276	427,988	38 6	42 9	3,379	432,990	38 10	42 10
22	3,228	424,742	38 2	42 2	3,344	429,641	38 3	42 1
23	3,190	424,484	37 7	41 6	3,296	426,267	37 10	41 6
24	3,131	418,294	37 4	44 0	3,258	422,971	37 3	40 9
25	3,094	415,163	36 9	40 4	3,199	419,743	36 11	40 4
26	3,055	412,072	36 2	39 7	3,162	416,514	36 4	39 6
27	3,040	409,017	35 9	39 0	3,129	413,352	35 9	38 9
28	2,986	406,007	35 4	38 2	3,101	410,223	35 1	37 11
29	2,954	403,021	34 5	37 5	3,070	407,422	34 5	37 2
30	2,923	400,067	33 9	36 7	3,042	404,052	33 8	36 4
31	2,886	97,444	33 2	35 11	3,017	401,010	33 0	35 7
32	2,859	94,258	32 4	35 4	2,984	97,993	32 4	34 10
33	2,828	94,399	34 10	34 4	2,950	95,042	34 8	34 0
34	2,797	88,571	34 2	33 7	2,916	92,072	34 1	33 3

AGES.	HOMMES				FEMMES			
	VIVANTS à chaque âge.	SOMME des vivants.	VIE moyenne.	VIE probable.	VIVANTES à chaque âge.	SOMME des vivantes.	VIE moyenne.	VIE probable.
35	2,765	85,774	30a 6m	32a 9m	2,887	89,146	30a 5m	32a 6m
36	2,728	83,009	29a 11m	32a 0m	2,857	86,259	29a 8m	34a 8m
37	2,689	80,281	29a 4m	31a 4m	2,817	83,402	29a 1m	31a 0m
38	2,662	77,592	28a 8m	30a 6m	2,768	80,585	28a 7m	30a 4m
39	2,636	74,930	27a 11m	29a 2m	2,728	77,817	28a 0m	29a 7m
40	2,604	72,294	27a 3m	28a 11m	2,694	75,089	27a 4m	28a 11m
41	2,575	69,690	26a 6m	27a 9m	2,661	72,395	26a 9m	28a 1m
42	2,545	67,145	25a 10m	26a 10m	2,627	69,734	26a 0m	27a 4m
43	2,518	64,570	25a 2m	26a 1m	2,599	67,107	25a 4m	26a 7m
44	2,487	62,052	24a 5m	25a 4m	2,563	64,508	24a 8m	25a 10m
45	2,456	59,565	23a 9m	24a 7m	2,526	61,945	24a 0m	25a 0m
46	2,425	57,109	23a 1m	23a 9m	2,489	59,419	23a 4m	24a 4m
47	2,394	54,684	22a 4m	23a 0m	2,451	56,930	22a 9m	23a 7m
48	2,356	52,293	21a 8m	22a 2m	2,442	54,479	22a 1m	22a 10m
49	2,320	49,937	20a 11m	24a 5m	2,373	52,067	24a 10m	22a 2m
50	2,283	47,617	20a 4m	20a 8m	2,333	49,694	20a 10m	21a 10m
51	2,243	45,334	19a 9m	19a 11m	2,291	47,364	20a 2m	20a 9m
52	2,204	43,094	19a 1m	19a 2m	2,255	45,070	19a 6m	20a 0m
53	2,464	40,887	18a 5m	18a 5m	2,248	42,815	18a 9m	19a 3m
54	2,422	38,723	17a 8m	17a 9m	2,478	40,597	18a 2m	18a 6m

AGES.	HOMMES						FEMMES					
	VIVANTS à chaque âge.	SOMME des vivants.	VIE moyenne.		VIE probable.		VIVANTES à chaque âge.	SOMME des vivantes.	VIE moyenne.		VIE probable.	
55	2,079	35,601	17a	4m	16a	4m	2,435	38,419	17a	6m	17a	9m
56	2,034	34,522	16	6	16	2	2,092	36,284	16	10	17	0
57	1,990	32,488	15	10	15	5	2,048	34,192	16	2	16	3
58	1,943	30,498	15	2	14	8	2,002	32,144	15	6	15	7
59	1,896	28,555	14	6	13	4	1,935	30,142	14	11	14	10
60	1,847	26,659	13	11	13	9	1,896	28,487	14	4	14	3
61	1,798	24,812	13	4	13	2	1,854	26,294	13	8	13	6
62	1,743	23,014	12	8	12	4	1,806	24,437	13	0	12	9
63	1,683	21,271	12	2	11	8	1,744	22,631	12	5	12	2
64	1,623	19,588	11	6	11	0	1,679	20,887	11	11	11	7
65	1,565	17,965	11	0	10	4	1,614	19,208	11	5	10	11
66	1,502	16,400	10	5	9	8	1,545	17,594	10	11	10	4
67	1,436	14,898	9	10	9	0	1,478	16,049	10	6	9	8
68	1,367	13,462	9	4	8	6	1,406	14,571	9	10	9	0
69	1,296	12,095	8	10	8	0	1,338	13,465	9	4	8	6
70	1,233	10,799	8	3	7	5	1,267	11,827	8	10	8	0
71	1,153	9,566	7	10	6	11	1,196	10,560	8	4	7	7
72	1,074	8,413	7	4	6	5	1,127	9,364	7	10	7	6
73	984	7,339	6	11	6	4	1,046	8,237	7	4	6	6
74	901	6,355	6	6	5	9	967	7,491	6	11	6	0

	HOMMES					FEMMES				
AGES.	VIVANTS à chaque âge.	SOMME des vivants.	VIE moyenne.	VIE probable.		VIVANTES à chaque âge.	SOMME des vivantes.	VIE moyenne.	VIE probable.	
75	848	5,454	6a 2m	5a 5m		885	6,224	6a 6m	5a 8m	
76	723	4,636	5 11	5 2		803	5,339	6 2	5 5	
77	647	3,913	5 6	4 11		709	4,536	5 11	5 2	
78	569	3,266	5 3	4 7		634	3,827	5 6	4 11	
79	498	2,697	4 11	4 3		557	3,493	5 3	4 4	
80	432	2,499	4 7	4 0		487	2,636	4 11	4 4	
81	372	1,767	4 3	3 7		422	2,149	4 7	4 3	
82	320	1,395	3 10	3 0		363	1,727	4 3	3 3	
83	264	1,075	3 7	2 10		312	1,364	3 10	3 3	
84	216	814	3 3	2 6		254	1,052	3 7	2 2	
85	161	598	3 3	2 6		240	798	3 4	2 2	
86	123	437	3 1	2 4		156	588	3 3	2 2	
87	92	314	2 9	2 3		119	432	3 2	2 2	
88	68	222	2 7	2 3		89	343	3 0	2 2	
89	49	154	2 6	2 2		66	224	2 11	2 2	
90	36	105	2 5	2 8		48	158	2 9	2 2	
91	27	69	1 9	1 4		36	110	2 6	2 2	
92	19	42	1 9	1 4		28	74	1 9	1 1	
93	11	23	1 7	1 4		20	46	1 9	1 1	
94	6	12	1 6	1 0		12	26	1 8	1 4	

AGES.	HOMMES VIVANTS à chaque âge.	HOMMES SOMME des vivants.	HOMMES VIE moyenne.		HOMMES VIE probable.		FEMMES VIVANTES à chaque âge.	FEMMES SOMME des vivantes.	FEMMES VIE moyenne.		FEMMES VIE probable.	
95	3	6	1	6	1	0	7	14	1	6	1	3
96	2	3	1	0	1	6	4	7	1	3	1	0
97	1	1	0	6	0	0	2	3	1	0	1	6
98	0	0	0	0	0	0	1	1	0	6	0	6
99	0	0	0	0	0	0	0	0	0	0	0	0

Loi de Mortalité et de Survivance de la ville de Tours, de 1827 à 1847,

POUR LES

INDIVIDUS DES DEUX SEXES.

AGES.	VIVANTS à CHAQUE AGE.	VIE MOYENNE.			VIE PROBABLE.		
		ANS.	MOIS.	JOURS.	ANS.	MOIS.	JOURS.
0(*)	5,000	44	3	15	44	7	15
1	4,287	47	4	0	53	1	15
2	4,106	48	1	15	54	2	15
3	4,003	48	4	15	54	4	15
4	3,924	48	3	15	54	3	0
5	3,851	48	3	0	53	11	15
6	3,784	48	0	15	53	7	15
7	3,735	47	8	15	53	4	0
8	3,694	47	2	0	52	6	15
9	3,657	46	8	0	54	11	15

AGES.	VIVANTS à CHAQUE AGE.	VIE MOYENNE.			VIE PROBABLE.		
		ANS.	MOIS.	JOURS.	ANS.	MOIS.	JOURS.
10	3,626	46	4	0	54	5	0
11	3,396	45	5	0	50	6	0
12	3,577	44	8	15	49	8	15
13	3,553	44	0	15	48	11	0
14	3,528	43	3	15	48	4	15
15	3,504	42	7	15	47	7	0
16	3,479	41	5	15	46	6	15
17	3,450	41	3	0	45	9	15
18	3,434	40	5	15	44	4	0
19	3,412	39	11	15	44	4	0

(*) Les décès de la première année sont ainsi répartis :

Garçons {	De 0 à 3 mois.	:	501
	De 3 à 6 mois.	:	121
	De 6 à 12 mois.	:	94
	TOTAUX.	:	716
Filles {	De 0 à 3 mois.	:	480
	De 3 à 6 mois.	:	79
	De 6 à 12 mois.	:	151
			710

AGES.	VIVANTS à CHAQUE AGE.	VIE MOYENNE.	VIE PROBABLE.
20	3,361	39a. 4m. 0j.	43a. 6m. 45j.
21	3,327	38 8 0	42 9 45
22	3,286	38 2 45	42 1 45
23	3,243	37 8 45	41 6 0
24	3,194	37 3 45	40 10 45
25	3,445	36 10 0	40 3 45
26	3,408	36 3 0	39 6 45
27	3,069	35 9 0	38 10 45
28	3,043	35 2 15	38 0 45
29	3,042	34 5 0	37 3 45
30	2,982	33 8 45	36 5 45
31	2,951	33 4 0	35 9 0
32	2,945	32 9 45	34 11 45
33	2,889	34 7 15	34 2 45
34	2,836	34 4 45	33 5 0
35	2,826	30 5 15	32 7 45
36	2,792	29 9 45	31 10 0
37	2,753	29 2 45	31 2 0
38	2,715	28 7 15	30 5 0
39	2,682	27 4 45	29 4 45

AGES.	VIVANTS à CHAQUE AGE.	VIE MOYENNE.	VIE PROBABLE.
40	2,649	27a. 3m. 45j.	28a. 10m. 0j.
41	2,618	26 7 45	27 11 0
42	2,586	25 11 0	27 4 0
43	2,558	25 3 0	26 4 0
44	2,525	24 6 45	25 7 0
45	2,491	23 10 45	24 9 45
46	2,457	23 2 45	24 0 45
47	2,421	22 6 45	23 3 45
48	2,384	21 10 45	22 6 0
49	2,346	21 4 15	21 9 45
50	2,308	20 7 0	21 3 0
51	2,267	19 11 15	20 4 0
52	2,229	19 3 15	19 7 0
53	2,194	18 7 0	18 10 0
54	2,150	17 11 45	18 4 45
55	2,102	17 3 45	17 4 45
56	2,063	16 8 0	16 7 0
57	2,049	16 4 0	15 10 0
58	1,972	15 4 0	15 5 45
59	1,925	14 8 15	14 4 45

AGES.	VIVANTS à CHAQUE AGE.	VIE MOYENNE. (A. M. J.)	VIE PROBABLE. (A. M. J.)
60	1,871	13A. 10M. 0J.	14A. 0M. 0J.
61	1,826	13 6 0	13 4 0
62	1,774	12 10 45	12 6 45
63	1,743	12 3 45	11 11 0
64	1,651	11 8 45	11 3 45
65	1,589	11 2 45	10 7 45
66	1,523	10 8 0	10 0 0
67	1,457	10 2 0	9 4 0
68	1,386	9 7 0	8 9 0
69	1,317	9 4 0	8 3 0
70	1,250	8 6 45	7 8 45
71	1,174	8 1 0	7 2 45
72	1,100	7 7 0	6 8 45
73	1,045	7 1 45	6 3 45
74	934	6 8 45	5 10 45
75	851	6 4 0	5 6 45
76	763	6 0 45	5 3 45
77	678	5 8 45	5 0 45
78	604	5 4 45	4 9 45
79	527	5 1 0	4 5 0

AGES.	VIVANTS à CHAQUE AGE.	VIE MOYENNE. (A. M. J.)	VIE PROBABLE. (A. M. J.)
80	459	4A. 9M. 0J.	4A. 1M. 15J.
81	397	4 5 0	3 9 15
82	341	4 0 45	3 3 0
83	286	3 8 45	2 11 0
84	235	3 5 0	2 7 45
85	185	3 3 0	2 6 0
86	139	3 2 0	2 5 0
87	105	3 0 45	2 4 0
88	78	2 10 45	2 3 45
89	57	2 9 45	2 3 0
90	42	2 7 0	2 2 45
91	31	2 3 45	1 11 45
92	23	1 9 0	1 6 0
93	15	1 8 0	1 3 0
94	9	1 7 0	1 2 0
95	5	1 6 0	1 1 45
96	3	1 4 45	1 0 0
97	2	0 9 0	0 9 0
98	1	0 6 0	0 6 0
99	0	0 0 0	0 0 0

CHAPITRE X.

—

INFLUENCE DES SAISONS

sur les Naissances, les Conceptions, les Mariages et les Décès.

—

§ Ier.

Influence des Saisons sur les Naissances et les Conceptions.

L'influence des saisons, sur les naissances et les conceptions, est aujourd'hui si bien établie que je n'insisterai pas sur la nécessité de sa démonstration. Je me bornerai à présenter le résultat de mes recherches sur les faits observés à Tours ; ils justifient pleinement cette opinion désormais acquise à la science, que des variations dans la constitution météorologique en entraînent dans les conceptions et conséquemment dans les naissances.

Dans le calcul des mois, le nombre est 31 jours ; dans celui des naissances, celles-ci sont ramenées à 1,000.

Tableau des naissances selon les mois, d'après leur ordre de décroissance.

Mois.	Nombre des naissances.	Différence en plus ou en moins de la moyenne mensuelle.
Mars.	114	+ 31.
Avril.	102	+ 19.
Janvier.	92	+ 9.
Décembre.	91	+ 8.
Mai.	88	+ 5.
Août.	87	+ 4.

Mois.	Nombre des naissances.		
Novembre.	83	Moyenne mensuelle.	»
Septembre.	79	—	4.
Juillet.	78	—	5.
Février.	69	—	14.
Octobre.	61	—	22.
Juin.	56	—	27.
	1,000		

Différence du maximum au minimum, 61.

Ainsi, en supposant tous les mois de 31 jours, novembre représente la moyenne mensuelle des naissances; septembre et août s'en rapprochent le plus; mars et avril, octobre et juin en sont les termes extrêmes, les uns en plus, les autres en moins.

Les conceptions affectent l'ordre suivant :

Juin,	Février,
Juillet,	Décembre,
Avril,	Octobre,
Mars,	Mai,
Août,	Janvier,
Novembre,	Septembre,

D'où il suit que les mois de mars et d'avril sont les plus riches en naissances et les mois de juin et de juillet, ceux où les conceptions sont les plus nombreuses.

Ce dernier fait présente ceci de remarquable que le maximum des fécondations correspond à l'époque de l'année qui est caractérisée par l'alongement des jours, par le réchauffement de l'atmosphère, et par le luxe de la végétation.

Par opposition, les conceptions deviennent plus rares en janvier, plus rares encore en septembre, mois pendant lequel elles atteignent leur minimum. Alors, les jours décroissent, l'atmosphère se refroidit, la terre se dépouille de sa verdure. La vie de reproduction cesse dans les plantes comme chez les animaux.

La révolution annuelle de la terre autour du soleil, les variations de température que ce mouvement détermine, certaines constitutions météorologiques ont donc sur les conceptions et par suite sur les naissances, sur leur distribution par mois, une influence directe ou indirecte, bien prononcée, bien certaine.

Toutefois je ferai observer que ces faits de température, quelque fondés qu'ils soient dans leur application au mode de répartition des conceptions et des naissances de notre ville, ne sauraient rendre compte de toutes les oscillations que cette distribution peut présenter. Diverses causes plus ou moins marquées agissent sur cette distribution. Seulement, j'ai voulu montrer que la marche annuelle de la température est le fait qui, sous le climat de Tours, domine tous les autres modificateurs de quelque nature qu'ils soient.

§ II.

Influence des Saisons sur la distribution mensuelle des mariages.

Et d'abord, je rappèlerai l'ordre dans lequel les mois se placent d'après les nombres décroissants des mariages de notre ville.

nombre des mariages, 1,000.

Janvier	106	Février	92	Août	74
Novembre	104	Octobre	82	Mai	73
Juin	99	Avril	78	Décembre	62
Juillet	98	Septembre	75	Mars	57

L'époque des mariages dérivant plus directement de la volonté humaine, l'influence des saisons, sur leur distribution, dans le cours de l'année, laisse des traces à peine sensibles de son mode action.

C'est au mois de janvier, le mois le plus froid de l'année et où il y a le moins de travaux, qu'il se fait le plus de mariages ; les mois de mars et de décembre, c'est-à-dire les mois du carême et de l'avent sont ceux qui en comptent le plus petit nombre ?

La différence entre le maximum et le minimum est de 49 ou de 8|17e.

Si l'on répartit les mariages par saisons, on voit que l'été est l'époque de l'année qui leur est le plus favorable, l'automne, l'hiver et le printemps viennent ensuite. L'influence solaire sur le besoin de la propagation serait-elle donc assez puissante, sous le climat de Tours, pour lier la volonté de l'homme par le mariage.

Je ne m'arrêterai pas à d'autres combinaisons de faits pour faire ressortir une influence qui semble échapper à l'analyse, et qui, de toutes les causes qui règlent la distribution des mariages, est, sans contredit, la plus problématique. Passant à un autre ordre d'idées, j'appèlerai un instant votre attention sur le rapport des mariages et des conceptions par mois. Vous remarquerez, en parcourant les tables de ce chapitre, que ce rapport auquel bien des préjugés se rattachent est encore une découverte à faire. Comparez les mois les plus riches en mariages et en conceptions, et vous verrez qu'un seul est corélatif de l'autre, le mois de mai.

Ainsi, janvier, le mois du maximum des mariages n'est que le 11e dans l'ordre des conceptions ;

Août, le 9e pour le nombre des mariages, est le 5e pour

celui des conceptions, septembre le 8ᵉ d'une part, est le dernier de l'autre, etc. etc.

Je terminerai en vous faisant observer que si les mariages à Tours étaient d'ordinaire suivis de grossesse dès les premiers jours ou les premières semaines, l'époque de leur maximum aurait une influence certaine sur la distribution des conceptions et des naissances.

Ainsi le maximum des mariages se trouvant en janvier et novembre, celui des conceptions devrait se manifester à la même époque, et la prédominance des naissances se rattacher à ces deux nombres. En cherchant cette coïncidence, on ne la rencontre pas.

Le maximum des conceptions au lieu d'être en janvier et novembre se trouve en juin et juillet,

Le maximum des naissances au lieu d'être en octobre et août se trouve en mars et avril.

Il y a donc de grande probabilités de croire qu'une femme mariée à Tours pendant le mois de janvier ou de novembre, ne deviendra enceinte que cinq mois après la célébration de l'acte de l'état civil; en d'autres termes, les mariages contractés à Tours sont peu féconds pendant les premiers mois.

§ III.

Influence des Saisons sur les Décès.

Avant d'entrer dans l'examen de l'influence si marquée des saisons sur les décès, j'éprouve le besoin de dire que je n'ai pu donner à ce chapitre, déjà trop long, tous les développements dont il était susceptible; j'ai indiqué dans de nombreux passages de ce mémoire que dans le dernier tiers du xviiᵉ siècle, pendant tous le xviiiᵉ et les premières années du XIX°, les épidémies étaient plus fréquentes que maintenant, surtout dans les mois d'été. Je n'ai pu me renseigner encore du nombre de chiffres nécessaires pour comparer les variations des mois les plus chargés des décès de ce temps avec les variations mensuelles de notre époque. Lorsque j'aurai réuni des matériaux suffisants, j'en ferai l'objet d'un travail spécial.

Les faits exposés dans ce chapitre sont extraits des registres déposés soit à l'état civil, soit aux archives du département; ils comprennent 48,912 décès, répartis entre 25,108 femmes, et 23,804 hommes, à partir de 1792 à 1849 inclus.

Ce nombre de décès est plus que suffisant pour déterminer les variations de la force vitale suivant les saisons, et l'influence de celles-ci sur la mortalité.

§ III.

Tableau des décès selon les mois.

Décès par mois :		Ordre de fréquence :	
Janvier	4,005	Août	5,044
Février	4,005	Novembre	4,050
Mars	4,026	Mars	4,026
Avril	3,994	Janvier	4,005
Mai	3,974	Février	4,005
Juin	3,944	Septembre	3,995
Juillet	3,963	Avril	3,994
Août	5,044	Octobre	3,981
Septembre	3,995	Mai	3,974
Octobre	3,981	Juillet	3,963
Novembre	4,050	Décembre	3,953
Décembre	3,953	Juin	3,944
TOTAL. . .	48,912	=	48,912

Ou par saison :		Ordre des saisons :	
Hiver	11,961	a Été	12,951
Printemps	11,994	b Automne	12,006
Été	12,951	c Printemps	11,994
Automne	12,006	d Hiver	11,961

La moyenne mensuelle des décès, pendant les 57 années dont cette table est le résumé, est de 4,076ᵉ ; un seul mois produit au-delà, 11 restent au-dessous. ainsi le mois d'août est le plus meurtrier, le mois de juin est celui qui compte le moins de décès : si l'on fait abstraction du mois d'août, la moyenne des 11 mois qui restent est de 3,988 ; au-dessus de ce terme se trouvent les mois de novembre, mars, janvier, février, septembre, avril. Au dessous sont les mois d'octobre, mai, juillet, décembre et juin.

Ainsi, la période *croissante* se compose des 4 premiers mois de l'année et des mois d'août, de septembre et de novembre.

La période *décroissante* comprend les mois de mai, de juin, juillet, s'arrête en août, reprend sa marche en octobre et décembre.

Il suit de là que la mortalité est plus longuement meurtrière en hiver ; qu'après avoir été peu chargée durant les mois de mai, juin et juillet, elle se relève et atteint tout-à-coup son maximum en août, puis continue encore d'être fort lourde en septembre et novembre. Vous remarquerez aussi qu'entre les deux extrèmes août et juin, l'augmentation et la diminution des décès suivent, sauf le brusque mouvement d'août, une marche assez régulière; seulement la période décroissante est plus lente, et celle d'accroissement plus rapide. Quant aux variations mensuelles, elles sont peu considérables.

17

La différence entre le minimum du mois qui suit août et le minimum de juin, n'est que de 86 ou de 05, 68 du nombre total.

On trouvera sans doute fort étrange que le mois de décembre soit un des mois où l'on compte le moins de décès. J'avoue qu'une explication satisfaisante est difficile à donner, car tout le monde sait que ce mois est ordinairement très-chargé de malades. Peut-être, en tenant compte toutefois des intervalles peu considérables qui séparent chaque degré de l'échelle mortuaire, trouverait-on la raison de ce phénomène dans le produit si lourd des décès de janvier et de février; c'est qu'en effet il est d'observation que la mortalité qui a lieu dans un mois est rarement l'expression de la constitution médicale de ce mois. Or, s'il y a, comme il n'est pas permis d'en douter, de nombreuses invasions en décembre, n'est-il pas logique d'admettre que sous un climat comme celui de Tours où, en général, les maladies sporadiques se manifestent par des symptômes qui se développent, s'accroissent et se succèdent avec lenteur, que sous ce climat, dis-je, les affections auxquelles a succombé le plus grand nombre des individus en janvier et février, ont eu leur invasion, ou du moins ont trouvé leurs causes, sinon en totalité, du moins en grande partie, dans le mois qui a précédé ceux-ci.

L'excessive mortalité d'août vous surprendra moins sans doute, lorsque vous vous rappellerez que ce mois a longtemps été l'époque de prédilection des épidémies de fièvres et de petites véroles, dont aucun âge, aucun tempérament ne pouvaient se flatter d'être à l'abri. Aujourd'hui, grâce à des circonstances plus favorables, le mois d'août est devenu beaucoup plus salubre; il occupe, comme nous le verrons à l'instant, le 5ᵉ rang dans la table des décès des vingt dernières années.

Septembre marche immédiatement après lui, et dans cette table, comme dans la table générale, il s'est maintenu le 6ᵉ.

Enfin, si l'on compare les quatre saisons entre elles, on voit contrairement à la règle la plus commune, le maximum des décès correspondre à l'été et le minimum à l'hiver.

Ainsi que déjà je l'ai fait pressentir, ces rapports ont changé. La diminution progressive des épidémies de fièvre qui, naguère, pesaient sur notre ville à la fin des étés, a fait déplacer l'époque annuelle du *maximum* de la mortalité. Ce maximum tombait en été, ou pour parler plus exactement en août, maintenant c'est en automne. Le tableau ci-après fait connaître l'ordre suivi pendant les dernières vingt années dans la distribution des décès selon les mois et les saisons.

DÉCÈS SUR 1,000, DE 1827 A 1846.

Mois.		Saisons :	
Novembre	114		
Décembre	106		
Octobre	100		
Juillet	96		
Août	94	Automne	307
Septembre	93	Eté	240
Avril	85	Hiver	230
Mars	79	Printemps	223
Février	70		
Mai	59		
Janvier	54		
Juin	50		

Sept mois sont au dessus de la quantité moyenne des décès, les quatre derniers mois de l'année sont de ce nombre. La période croissante commence en avril et finit en novembre, époque du maximum des décès. La période décroissante commence en mars et s'arrête en juin qui reste invariablement le mois qui compte le moins de décès. En dernière analyse, la mortalité est plus forte en automne que pendant chaque saison en particulier, et celles-ci présentent entr'elles des varia-tions de peu de valeur.

Ce résultat de la mortalité générale des vingt dernières années est pour nous un enseignement utile. Il nous permet de constater que la mortalité se répartit mainte-nant d'une manière plus uniforme entre les différentes saisons, qu'elle le faisait à la fin du siècle dernier et durant les vingt-sept premières années de celui-ci.

C'est là une amélioration réelle, soit dans l'état sani-taire de la ville, soit dans la condition de ses habitants, car on peut affirmer que les changements que je viens de constater tiennent, non à un accroissement de mortalité pendant la saison qui en offre aujourd'hui le maximum, mais à une diminution durant la saison qui comptait autrefois le plus de décès.

L'influence des saisons sur les décès des deux sexes présente-t-elle des différences qui conduisent à des con-séquences de quelque intérêt? J'ai cherché à résoudre cette question encore toute nouvelle, ou du moins qui n'a encore été abordée que par M. Mallet de Genève.

Sur 1,000 décès :

MOIS.	HOMMES.	FEMMES.	TOTAUX.	DIFFÉRENCE
Janvier	30	21	51	9
Février	40	29	69	11
Mars	45	34	79	11
Avril	36	51	87	15
Mai	28	29	57	1
Juin	25	28	53	3
Juillet	47	50	97	3
Août	46	42	88	4
Septembre	52	37	89	15
Octobre	46	57	103	11
Novembre	55	64	119	9
Décembre	54	54	108	0
TOTAUX	504	496	1,000	

SAISONS :

Hiver,	hommes, 124	Femmes,	104
Printemps,	— 109	—	114
Eté,	— 118	—	120
Automne,	— 153	—	158

Moyenne mensuelle des décès masculins, 42;
des décès féminins   41 4\|12mes

Les mois qui sont au-dessus de la moyenne des décès pour les 2 sexes sont : avril, août, septembre, octobre, décembre et novembre.

Novembre, décembre et octobre sont les mois les plus meurtriers des femmes.

Novembre, décembre et septembre sont les mois les plus meurtriers des hommes.

Du reste, comme on peut le voir, les différences entre les décès des deux sexes sont peu sensibles. La variation la plus forte est d'1｜68ᵉ.

Avril est aussi très-funeste à la santé des femmes. Le mois qui le précède est remarquable par les vicissitudes de sa température; l'un et l'autre constituent cette époque de l'année où l'on est le plus exposé aux refroidissements subits. L'empressement avec lequel, à l'apparition de quelques belles journées de la seconde moitié de mars et des premiers jours d'avril, les femmes se débarrassent de leurs vêtements d'hiver, substituent des étoffes légères à leurs fourrures, concourt à rendre pour elles cette saison très féconde en maladies, et en décès.

Quoique le nombre des femmes soit plus considérable que celui des hommes dans la population de la ville, cette différence n'est pas assez grande pour ne pas reconnaître qu'il meurt proportionnellement plus d'hommes que de femmes pendant l'hiver. En décembre, les rapports sont égaux, mais en janvier et février les décès des hommes sont à ceux des femmes comme 7 est à 5. Pendant les mois chauds et tempérés, il meurt un peu plus de femmes que d'hommes, dans le rapport de 39 à 38. Les mois d'août et de septembre interrompent seuls cette série; pendant le cours de ces 2 mois, il meurt 1｜5ᵉ plus d'hommes que de femmes.

Ainsi, l'action du froid affecte plus vivement les hommes. L'influence du printemps et de l'été est plus fâcheuse, plus prononcée chez la femme que chez l'homme.

J'arrive à l'influence que les saisons ont exercée sur la mortalité aux différents âges; à ce sujet j'ai divisé la vie en trois grandes périodes : 1° l'enfance, 2° l'âge moyen, 3° la vieillesse. Les limites que je leur ai assignées, m'ont paru n'offrir rien d'arbitraire ; elles circonscrivent un état différent des forces vitales.

Ces trois périodes sont : 1° depuis la naissance jusqu'à 10 ans (enfance); 2° de 10 ans à 60 ans (âge moyen); 3° de 60 ans à 80 (vieillesse).

Suite de l'influence des saisons sur la mortalité pendant les 10 premières années de la vie, ou de 0 à 10 ans, de 10 à 60 et de 60 à 95.

Sur 1,000 décès.

(Enfance). DE 0 A 10 ANS.		(Âge moyen). DE 10 A 60 ANS.		(Vieillesse). DE 60 ET AU DESSUS.	
Juillet	98	Décembre	130	Décembre	103
Novembre	96	Janvier	120	Janvier	95
Octobre	94	Février	89	Mars	88
Septembre	91	Mars	87	Octobre	86
Août	90	Octobre	84	Avril	84
Janvier	83	Avril	82	Août	83
Février	79	Novembre	81	Février	82
Décembre	78	Mai	80	Novembre	79
Mars	76	Juillet	72	Mai	78
Avril	74	Août	68	Juillet	77
Juin	71	Septembre	60	Septembre	74
Mai	70	Juin	47	Juin	71
TOTAUX. . . 1,000		1,000		1,000	

Ordre de la Mortalité des saisons :

Automne, 281   *Hiver,* 250
Été, 259   *Printemps,* 220

Du tableau des décès de 0 à 10 ans résultent les faits suivants :

L'automne est la saison qui exerce l'influence la plus fâcheuse sur l'enfance, c'est l'époque de sa plus grande mortalité, et le printemps celle où il meurt le plus petit nombre d'individus appartenant à cette catégorie.

Le maximum est en juillet, le minimum en mai.

La différence entre la mortalité de l'automne et celle du printemps est :: 28 : 22. La seule explication satisfaisante que je puisse donner de la prédominance de l'automne sur les décès de cette période de la vie, ou du moins, celle qui me paraît offrir quelque probabilité, est la différence de température des jours et des nuits qui n'est jamais plus forte qu'à cette époque de l'année ; or, on sait que ces variations de température influent principalement sur le tube digestif, appareil qui, chez les enfants est, pendant leurs premières années, dans un état de grande activité fonctionnelle, et, par conséquent, très-susceptible de contracter des maladies graves.

Quant à la mortalité de juillet qui présente un excédent de 2 décès sur le mois le plus chargé de l'automne, son expression est ici d'autant plus significative que le mois d'août vient immédiatement après septembre. Ainsi, les trois mois de l'année qui pèsent le plus sur l'enfance sont resserrés entre juillet et août, époque des plus grandes chaleurs. Ce fait ne doit pas rester inaperçu, car il tend à démontrer avec plusieurs faits de même nature, cette opinion, si généralement répandue de l'action veillante et préservative de l'été sur le premier âge, souffre de nombreuses exceptions ; j'irai même plus loin, et dirai que la présence continue d'une température élevée est presque aussi nuisible aux enfants que celle d'une température basse, et pour qu'il n'y ait pas ici de mal entendu sur ce mot *enfant,* j'ajouterai qu'en faisant le dépouillement des registres de l'état-civil, opération sur laquelle reposent tous mes calculs, j'ai toujours constaté qu'août et juillet sévissaient plus particulièrement sur l'âge de 1 à 2 ans, et les mois d'automne sur les enfants au-dessous de cet âge.

L'action de l'hiver est loin de présenter la même gravité que dans un grand nombre de climats où les décès du mois de janvier et de décembre représentent, (ainsi que je l'ai constaté moi-même en 1829, dans un travail sur la mortalité des nouveaux-nés) les décès totaux des dix autres mois. On la trouve peu marquée après le premier mois de la vie, il faut pour mesurer son influence, pour tenir compte de son intensité, descendre aux âges moyens et à la vieillesse.

L'âge moyen, ce long intervalle qui sépare l'enfance de l'âge mur, présente à son début une énergie contre laquelle l'influence des saisons semble rester impuissante. Cependant, au fur et mesure qu'on laisse derrière soi l'âge de 10 à 15 ans, les rigueurs du froid, les variations atmosphériques de notre printemps ne trouvent plus une force assez puissante pour contrebalancer leur action, puisque l'hiver et le printemps sont les deux saisons où la morlité compte le plus de décès.

L'ordre que suivent les saisons dans leurs rapports avec l'âge moyen est :

Hiver,	339 décès.
Printemps,	249
Automne,	225
Eté,	187

On voit que cette répartition des mois et des saisons

est presque en sens inverse de la précédente. Ainsi, de 9 à 10 ans le maximum des décès correspond au mois le plus chaud de l'année (juillet) tandis que de 10 à 60 ans, ce terme affecte le mois le plus froid (décembre). J'ai dit que les modifications de la mortalité par la constitution météorologique, après avoir offert leur minimum dans le premier âge, augmentaient progressivement. En examinant de près les variations qu'elle subit, on arrive à ce résultat que l'influence de l'hiver, assez faible dans l'enfance, acquiert, au sortir de cet âge, une prédominance telle, que cette saison se montre dans toutes les phases de la seconde période, l'époque du plus grand nombre des décès. A partir de l'âge de 45 ans jusqu'à la suprême vieillesse, je l'ai toujours trouvé comptant le plus de victimes, payant à la mort le tribut le plus lourd.

Durant la vieillesse, les effets de la saison froide sont très sensibles, mais les variations entre les différentes saisons sont bien moins étendues que dans la période de l'âge moyen. Toutefois, si on les compare à celles de l'enfance, elles les surpassent en intensité, de telle sorte que le froid de décembre et de janvier est plus à craindre pour les individus âgés de 60 à 95 que pour les nouveaux-nés et les enfants d'1 à 2 ans.

Il meurt trois fois plus de vieillards en janvier qu'en juillet.

Une déduction assez naturelle de ces nombres, que nous avons trouvés en harmonie complète avec des faits observés sur une plus grande échelle, et qui, sans doute, obéissent à une loi générale, c'est que l'influence des saisons ressort d'une manière sensible dans les différents âges de notre population.

1° Ainsi, dans la *première enfance*, les grandes chaleurs et le froid des nuits d'automne sont plus redoutables que les rigueurs de l'hiver.

2° Dans l'*âge moyen*, cette action à peu près nulle vers la puberté, se fait sentir avec une certaine énergie pendant la saison froide et atteint dans cette seconde période plus spécialement l'âge de 45 à 50.

3° Dans la *vieillesse*, cette influence de l'hiver est plus marquée encore vers l'âge de 70 à 85, puisque la mortalité de cet âge l'emporte considérablement sur celle de l'autre extrémité de la vie; le printemps et ses intempéries font de nombreuses victimes durant toute cette période; enfin, dans les deux phases de l'âge moyen et de l'âge mûr, l'ordre des saisons est resté le même, et les maximum et les minimum des décès correspondent aux mêmes mois (décembre et juin).

CHAPITRE VII.

—

De l'Influence des localités sur la Mortalité.

GÉNÉRALITÉS.

§ 1er.

A quelles causes doit-on rapporter les différences considérables que l'on remarque dans la proportion des décès des diverses sections qui se partagent la ville? Comment se fait-il que dans une population de 50,000 âmes, occupant un espace de 150,000 mètres carrés, il

y ait tels quartiers où la mortalité à domicile compte
1 décès sur 29, ou sur 31 habitants, tandis que, dans
d'autres, elle est deux ou trois fois moins considérable?
La solution de ces questions m'a paru être d'un puissant
intérêt; car, soit qu'on la considère au point de vue
hygiénique, soit qu'on l'étudie dans ses affinités avec
l'administration de la cité, son importance est tout
aussi grande, tout aussi réelle. Quelque sérieux que
soient les obstacles que l'on rencontre lorsqu'on aborde
un problème si ardu, je vais tenter néanmoins de dénouer
quelques unes des difficultés qu'il présente. Si, dans l'a-
nalyse des documents qui vont suivre, je puis parvenir
à jeter quelque lumière sur une des plus belles questions
de l'hygiène publique, ou du moins à provoquer des
recherches ultérieures, j'estimerai, par cela seul, avoir
été utile à la science, et mon but sera rempli.

La mortalité moyenne, annuelle, à domicile, pendant
une période de cinq années, son rapport à la population
de chaque section, donnent les résultats suivants :

§ II.

**Tableau des décès à domicile, dans les cinq Sections
de Tours.**

SECTIONS.	Moyenne annuelle des décès.	Population.	RAPPORT des décès à la population.
Hôtel-de-Ville.	234	6,844	1 sur 29, 02 habitants.
Cirque..	67	2,085	1 — 31, 0 —
Vieux-Château.	145	7,315	1 — 50, 04 —
Marché.	103	5,965	1 — 58, 0 —
Préfecture.	58	4,915	1 — 84, 07 —

Nous nous demandions, il y a un instant, à quelles causes, on devait rapporter l'inégale répartition des décès à domicile selon les quartiers. Pour répondre à cette question, sachons d'abord s'il existe des causes d'insalubrité se rattachant, d'une manière plus ou moins directe, à la situation topographique de la ville.

§ III.

VOISINAGE DE LA LOIRE. — Nous avons dit dans la première partie de ce travail (Topographie) que Tours était borné au nord, dans toute sa longueur, par la Loire. Le voisinage de ce fleuve a-t-il une influence assez marquée sur l'hygiène et la salubrité de la cité, c'est-à-dire sur la mortalité des quartiers de l'Hôtel-de-Ville et du Vieux-Château, pour qu'il soit permis d'affirmer que ce rapprochement est une circonstance fâcheuse à la santé publique? Si l'on considère que ces deux sections sont, dans leur plus grande longueur, baignées par les eaux du fleuve, et que les décès de l'une et l'autre représentent la plus forte mortalité, on est bien obligé d'admettre que le voisinage de ce grand cours d'eau est une cause d'insalubrité, et contribue par conséquent à élever le nombre proportionnel des décès.

§ IV.

NATURE DU SOL. — La nature du sol sur lequel la ville est assise, ne saurait modifier en rien, la mortalité relative de ses divers quartiers, car il est le même partout. Sa couche supérieure est formée d'amas de décombres, de terres rapportées, mêlés en proportions variables à un terrain d'alluvion d'une puissance de deux mètres environ. Au dessous de cette couche, on rencontre un banc de sable, de 66 centimètres d'épaisseur, baigné par les eaux ménagères, par les infiltrations des fosses d'aisance, et des eaux pluviales; puis, une couche d'argile plastique, etc., etc. (Voir la première partie, page 2).

§ V.

ABAISSEMENT ET ÉLÉVATION DU SOL. — L'abaissement du sol le long du cours de la Loire, et de toute la portion du Vieux-Château inscrite au cadastre sous la dénomination de section de Saint-Pierre-des-Corps, doit avoir une certaine influence sur la mortalité, puisque le nombre des décès à domicile y est constamment plus fort que dans les quartiers plus élevés.

On pense assez généralement, qu'en temps ordinaire comme aux époques des grandes épidémies, les quartiers les plus élevés, les mieux ventilés d'une ville comptent moins de décès que les autres. Cette opinion déduite d'un grand nombre d'observations et sur laquelle l'accord des médecins est unanime, devait fixer toute mon attention. J'ai été curieux de savoir si des recherches faites dans cette direction, viendraient appuyer de preuves nouvelles les témoignages existants, ou si ceux-ci ne devaient être acceptés comme vrais que dans certaines limites.

Les quartiers les plus élevés de Tours sont :

D'une part, les rues du général Meusnier, de la Bazoche, la place Grégoire, la rue Creuse, la rue de la Psallette; d'autre part, la rue du Nouveau Calvaire, faubourg Saint-Symphorien.

Les rues de la Bazoche, du général Meusnier, etc. sont situées autour de la Cathédrale dans des conditions favorables d'exposition et de ventilation ; la population qui les habite se compose presque entièrement de rentiers des deux sexes, de prêtres et de religieuses ; chaque maison a une cour ou un jardin, bien souvent l'un et l'autre. Le nombre moyen des individus qui les occupent est de six, et le rapport des enfants aux adultes est :: 1 : 5.

La rue du Nouveau Calvaire est large, aérée, située sur un sol élevé, à pente rapide, et dirigée du sud au nord. Sa population est formée d'ouvriers, de journaliers et de quelques ménages indigents. Chaque maison est moins spacieuse, moins bien disposée sous le rapport hygiénique que celles dont je viens de parler, et le rapport des maisons aux habitants, leurs nombres, sont les mêmes dans l'un et l'autre quartier. Ainsi, les rues de la Bazoche, etc., comptent 38 maisons, 231 individus, soit 6 habitants environ par maison ; la rue du Nouveau Calvaire compte 39 maisons, 228 individus, soit 5, 8 habitants par maison. Le rapport des enfants aux adultes est :: 1 : 2, 8, c'est-à-dire, une fois plus fort qu'au Nouveau Calvaire.

Si nous examinons séparément la mortalité de ces deux quartiers, nous trouvons les moyennes annuelles suivantes :

Rues de la Bazoche, de la Psallette, etc., un décès pour 77 habitants.

Rue du Nouveau Calvaire, un décès pour 113 habitants.

Ainsi, les décès à domicile du quartier de la Cathédrale surpassent d'un tiers ceux du Nouveau Calvaire. Nous étions loin de nous attendre à un pareil résultat. C'est qu'en effet, il doit sembler bien étrange, que, toutes choses égales d'ailleurs, une population pauvre, chargée d'enfants, meure moins qu'une population aisée, qui ne compte qu'un enfant sur cinq habitants adultes. Il y a là une anomalie plus apparente que réelle, car il résulte bien évidemment des recherches faites en France par MM. Benoiston de Châteauneuf et Villermé, Morgan en Angleterre, Casper à Berlin, que l'aisance, la richesse, c'est-à-dire les circonstances dans lesquelles elles placent ceux qui en jouissent, sont les premières de toutes les conditions hygiéniques, en d'autres termes, que la mortalité des pauvres, comparée à celle des gens mieux traités de la fortune, est toujours plus élevée.

Les causes de la différence que présente la mortalité comparative des deux groupes de population qui occupent la rue du Nouveau Calvaire, et les rues aboutissantes à la place de la Cathédrale, ne dépendent ni du plus ou moins d'élévation des localités, ni de l'état de misère ou d'aisance des habitants; elles se déduisent, 1° de ce qu'une quantité notable d'individus des deux sexes du quartier-faubourg va mourir à l'hospice, tandis que les décès du quartier-ville ont tous lieu à domicile ; 2° de ce que la population des rues de la Cathédrale compte un grand nombre de vieillards des deux sexes, et d'individus valétudinaires, qui, sentant le besoin de vivre avec beaucoup de régime, quittent l'intérieur de la ville, se retirent dans ce quartier pour y mener une vie calme et paisible, espérant trouver dans la proximité de l'église de plus fréquentes consolations et un accomplissement plus facile de leurs devoirs envers Dieu. Ceci admis, il est évident que les registres mortuaires présenteront les décès de beaucoup d'individus qui ne sont pas nés dans ce quartier, et n'y figurent, pour ainsi parler, qu'accidentellement; que ceux-là, c'est-à-dire les immigrants ne venant,

en général, se fixer là qu'à une époque où la lutte contre
l'action destructive du temps est de plus en plus meurtrière, il est évident, dis-je, que le chiffre de la mortalité
sera élevé au-delà de ce qu'il devrait être pour la population respective de chaque rue.

Peut-être est-ce ici le lieu de faire remarquer que les
circonstances d'abaissement ou d'élévation du sol, le
voisinage ou l'éloignement du grand cours d'eau qui baigne le côté nord de la ville et le côté sud du faubourg
Saint-Symphorien, dans toute leur longueur, ne modifient pas, d'une manière sensible, la proportion des décès
à domicile.

Au bas de la rue du Nouveau-Calvaire, à quelques
mètres de la Loire et parallèlement à son cours, se trouve
la rue du Vieux-Calvaire, rue basse, étroite, bordée de
vieilles habitations et dirigée de l'est à l'ouest. Elle compte
37 maisons, 141 individus adultes, 74 enfants, soit 5, 9
habitants par maison; le rapport des enfants est aux adultes
à peu près :: 1 : 2. Sa population composée d'ouvriers
tailleurs de pierre, de buandières et de journaliers, est
dans une position plus aisée que celle du Nouveau-Calvaire.

Le rapport moyen annuel des décès aux habitants est
:: 1, 4 : 107,5. Cette différence d'un 19e en moins dans
la mortalité de deux rues si distinctes l'une de l'autre,
quant à la disposition des lieux, tend donc à prouver
que l'influence attribuée généralement à l'élévation du
sol sur la santé des habitants, est bien moins réelle qu'on
ne l'a cru jusqu'à ce jour, et qu'ici, comme nous l'avons
déjà fait connaître, les avantages de l'exposition particulière de certains quartiers disparaissent presque entièrement devant l'aisance ou la misère relative de leur
population.

18

§ VIII.

RAPPORT DE LA MORTALITÉ AVEC LA DIRECTION DES RUES. —
Les rues parallèles à la Loire comptent-elles une proportion relative de décès à domicile, moindre que les
rues perpendiculaires au cours de ce fleuve ? En d'autres
termes, la mortalité des rues dirigées de l'est à l'ouest
est-elle, relativement au nombre des habitants de
chaque rue, moins considérable que celle des rues dont
la direction est du sud au nord ?

Dans l'étude de cette question, j'ai rapproché, autant
qu'il m'a été possible, des groupes de population placés
dans un état d'aisance ou de misère à peu près semblable,
se succédant dans les mêmes quartiers, et pour qui la
nécessité du travail est une condition d'existence. J'ai
établi, pour chaque série de rues dont la direction est la
même, deux catégories. La première comprend les rues
qui passent pour être plus insalubres et plus pauvres ;
dans la seconde, sont rangées celles qui sont dans des
conditions hygiéniques moins défavorables et dont la
population a une aisance relative plus grande. Si j'avais
pris pour terme de comparaison, d'une part, les quartiers dont les rues sont larges, bien aérées, les maisons
spacieuses, confortablement disposées, occupées par une
bourgeoisie riche ou par de hauts fonctionnaires ; d'autre
part, les quartiers dont les rues sont étroites, sinueuses,
mal ventilées, les maisons vieilles, humides, malpropres,
et les habitants de pauvres ouvriers, les proportions
respectives des décès eussent paru empreintes d'exagération. Voulant dès à présent éviter ce reproche que je
montrerai bientôt comme parfaitement injuste, j'ai jugé

qu'il était plus convenable de mettre en présence les moyennes annuelles de la mortalité dans la classe ouvrière et la classe marchande, et de les comparer entre elles. Bien convaincu, qu'en opérant ainsi, j'arriverais à des résultats plus réels et d'une valeur plus grande, j'ai fait disparaître une cause constante d'erreur, en rendant égale, pour chaque groupe de faits comparés, l'influence de l'aisance ou de la misère relative. Je ne doute pas un instant que si les auteurs qui, dans les recherches étiologiques, ont épuisé en laborieux efforts une incontestable sagacité, n'ont contribué que, dans d'étroites limites, à éclairer quelques questions incertaines, c'est qu'ils ont négligé de tenir compte de cette influence, véritable élément de perturbation, qui, s'il n'est pas éliminé, masque plus ou moins complètement l'effet des autres causes sur la mortalité.

Si l'on considère les données fournies par l'ensemble des décès de chaque rue dont la direction générale va de l'est à l'ouest, comme exprimant, relativement au nombre des habitants, la proportion suivant laquelle ceux-ci meurent, on a les résultats ci-après ;

Rues parallèles à la Loire :

a. PREMIÈRE CATÉGORIE :

Rues Saint-Pierre-des-Corps, Colbert, des Cognées et Villeperdue.
Population, 3,248.
Moyenne annuelle des décès, 95.
Rapport des décès à la population, 1 sur 35 habitants.

b. SECONDE CATÉGORIE.

Rues du Commerce, de la Scellerie, de l'Intendance, Saint-Martin.

Population, 2,651.

Moyenne annuelle des décès, 47.

Rapport des décès à la population, 1 sur 56, 4 habitants.

Moyenne des deux catégories : 1 décès sur 45, 9 habitants.

Rues perpendiculaires à la Loire :

a. PREMIÈRE CATÉGORIE :

Rues des Quatre-Vents, des Huit-Pies, de la Grosse-Tour, de la Chicane, Saint-Nicolas, des Haies, du Puits et de la Paix.

Population, 1,136.

Moyenne annuelle des décès, 33.

Rapport des décès à la population : 1 sur 34, 4 habitants.

b. SECONDE CATÉGORIE.

Rues de la Galère, de la Guerche, Constantine, Boucassin, du Change, de la Boule-Peinte, Bonaparte, Baleschoux et Jérusalem.

Population, 1,158.

Moyenne annuelle des décès, 25.

Rapport des décès à la population, 1 snr 46 du habitants.

Moyenne des deux catégories : 1 décès sur 40, 4 habitants.

Résultat : Il meurt moins d'individus dans les rues parallèles à la Loire qu'il n'en meurt dans les rues perpendiculaires au cours du fleuve. La différence est d'un huitième environ.

Un fait remarquable doit être signalé : c'est l'égalité de proportion dans la mortalité des rues dirigées de l'est à l'ouest, et du sud au nord, appartenant aux deux catégories *a* ; l'excédant des décès se rencontre dans les catégories *b*. D'où il suit , que les rues de la Scellerie , de l'Intendance , Saint-Martin et du Commerce sont plus salubres et ont une population plus aisée que les rues de la Galère , de la Guerche , du Boucassin , de Jérusalem , du Change , de la Boule-Peinte , Constantine et Baleschoux, et que, dans les rues Colbert, Saint-Pierre-des-Corps, des Cognées, Villeperdue, des Quatre-Vents , des Huit-Pies, de la Grosse Tour, etc., les conditions d'insalubrité, de misère et d'aisance se compensent de telle sorte qu'il est impossible de reconnaître dans la direction opposée de ces deux groupes de rues, une cause qui agirait sur la durée de la vie de leurs habitants.

§ VII.

Rapport de la mortalité avec la densité de la population. — S'il est un point de doctrine sur lequel les hygiénistes et les statisticiens soient à peu près unanimes, c'est que plus une population est dense, plus son chiffre mortuaire est élevé. J'aurais voulu examiner avec soin cette opinion et m'assurer s'il résulte de la comparaison des divers quartiers de Tours , que le nombre des décès soit en raison directe de la densité de chaque section. Malheu-

reusement, les documents propres à éclairer ce point
capital, manquent en grande partie, et l'imperfection
de la carte sur laquelle sont délimitées les sections, rend
impossible la détermination de chaque quartier ; un
travail, à ce sujet, n'aurait donc pas le mérite d'être
exact, et les données comparatives qu'il fournirait lais-
seraient, à l'état de doute, la question de savoir si
l'agglomération de la population est une des causes de
la différence que l'on observe dans les décès à domicile
d'une rue comparée à une autre rue. Je me bornerai donc
à quelques rapprochements de faits, à quelques appré-
ciations susceptibles d'être soumises au calcul.

La surface occupée par la ville est de 226 hectares,
32 ares, 30 centiares. Les propriétés bâties, jardins
d'agrément, potagers et autres terrains représentent
dans cette évaluation 157 hectares, 05 ares, 75 centiares.
Les rues, les places, les quais, le Mail, 71 hectares
26 ares, 55 centiares. D'où il résulte que le rapport de la
population avec la superficie du sol, est de 1 habitant
pour 71,03 mètres carrés. Si l'on déduit l'étendue de
terrain occupée par les rues, les places, les promenades,
les jardins potagers et terres vagues, la place de chaque
individu n'est plus que de 35 mètres 04, c'est-à-dire,
réduite de moitié environ.

Ne pouvant soumettre à un calcul exact la densité comparative des diverses sections de la ville, je me suis
efforcé de mettre en œuvre les matériaux recueillis par
moi, et ceux que les bureaux de la mairie ont bien voulu
me communiquer.

Ces données approximatives offrent les résultats suivants :

Classées selon l'espace qu'elles occupent, les sections

se présentent dans l'ordre ci-après : 1° Vieux-Château,
2° Hôtel-de-Ville, 3° Marché, 4° Préfecture, 5° Cirque.

Les sections de la Préfecture et du Vieux-Château,
abstraction faite du faubourg Saint-Symphorien, cou-
vrent toute la partie de la ville limitée à l'ouest par la
rue Royale. au nord par le quai, à l'est par la pointe de
la gare et au sud par le Mail, cette étendue représente
les 3[8cs environ de la superficie totale de la ville, le
nombre des maisons est de 1,444, celui des habitants
de 10;628, soit une maison pour 7, 4 individus. Le
rapport des décès à domicile au nombre des habitants
est de 1 sur 45, 5.

Considérée séparément, la section du Vieux-Château
possède une étendue de terrain une fois plus grande
que celle de la Préfecture, et cependant le rapport de
sa mortalité à la population est de 1 sur 30, tandis que
celle de la Préfecture ne compte qu'un décès sur 61.

L'agglomération comparative des individus par maison
offre la proportion de 9 individus pour le Vieux-Château,
et de 6 pour la Préfecture. D'où il suit que la mortalité à
domicile dans l'arrondissement de Tours-est, rapportée
à la superficie du sol, est d'autant plus grande que celle-
ci occupe une étendue plus considérable ; mais que si
l'on rapproche la mortalité à domicile de l'espace accordé
à chaque individu par maison, la proportion est d'autant
plus forte que cet espace est plus petit.

La section de l'Hôtel-de-Ville occupe dans l'arrondissement de Tours-ouest, une surface un peu plus considérable que celle du Vieux - Château comprise dans
Tours-est.

Le rapport des décès à domicile est de 1 pour 29 habitants.

Celui des maisons aux habitants de 1 pour 7, 5 habitants.

La section du Marché, bien moins étendue que celle de l'Hôtel-de-Ville, comparée à celle du Cirque, dispense à chaque habitant plus d'air et d'espace que celle-ci, et cependant la proportion moyenne annuelle de ses décès est au nombre de ses habitants :: 1 : 48, tandis que ce rapport est pour la section du Cirque :: 1 : 52.

Cette seconde portion de la ville, limitée à l'est par une ligne qui se prolongerait du pont à la porte de la place du Palais de Justice ; au sud, par le Mail ; à l'ouest, par les terrains de l'Hospice et le quartier Sainte-Anne ; au nord, par la Loire, comprend les cinq huitièmes de la superficie totale de la ville. Le nombre des maisons est de 2,211, celui des habitants de 16,511, soit une maison pour 7, 5.

Le rapport des décès à domicile à la population des trois sections réunies est de 1 décès pour 43 individus.

Ainsi, dans l'arrondissement de Tours-ouest, comme dans celui de Tours-est, la mortalité moyenne annuelle est en raison inverse de la superficie du sol, et en raison directe de l'agglomération des individus dans les maisons.

Classées selon la richesse relative des habitants ou, plus exactement, selon la proportion des locations imposées, les sections conservent l'ordre suivant lequel la mortalité décroît.

Hôtel-de-Ville,	1 sur 29.
Vieux-Château,	1 sur 30.
Marché,	1 sur 48.
Cirque,	1 sur 52,
Préfecture,	1 sur 61.

Si, à l'aide des documents qui m'ont été fournis par

l'administration des contributions directes, l'on rapproche le nombre des locations imposées à la contribution
personnelle seulement, (lesquelles représentent les gens
qui vivent de leurs seuls revenus, ou avec les gains d'un
art qui n'est point soumis au droit de patente, c'est-à-
dire la richesse-improductive) de la proportion des décès
à domicile; et, si d'un autre côté on fait la même opération pour le nombre des locations imposées à la patente
(lesquelles représentent les marchands, les fabricants,
les commerçants, les entrepreneurs, etc.) on trouve
pour les deux arrondissements de Tours-est et de Tours-
ouest les proportions suivantes :

1° Rapport des locations imposées à la seule contribution personnelle, au nombre des habitants :

Est :: 1 : 3, 8.
Ouest :: 1 : 6, 4.

2° Et pour les locations imposées à la patente :

Rapport des locations imposées à la patente au nombre
des habitants :

Est :: 1 : 12, 6.
Ouest :: 1 : 16.

Rapport des décès à domicile au nombre des habitants :

Est :: 1 : 45.
Ouest :: 1 : 43.

Ainsi, la mortalité annuelle à domicile est moins forte
dans l'arrondissement où l'on compte le plus de locations
imposées à la seule contribution personnelle, c'est-à-dire
un plus grand nombre d'habitants qui vivent de leurs
revenus, et où il y a le plus de patentés, c'est-à-dire,
un plus grand nombre de personnes auxquelles le com-

merce, l'industrie, et le négoce procurent de l'occupation et une aisance plus ou moins grande.

On remarquera qu'il y a une différence sensible entre le nombre des propriétaires de revenus de terres ou de rentes, imposés à la seule contribution personnelle, et celui des individus imposés à la patente. L'induction à laquelle ceci conduirait, c'est que, à Tours, la richesse improductive assure une chance de vie plus longue que la richesse qui produit. Le savant docteur Villermé, que j'ai souvent cité dans ce Mémoire, parce qu'il est un guide dont on ne saurait trop apprécier la rare sagacité, et dont le travail sur *la Mortalité dans Paris*, m'a beaucoup aidé à faire le mien, annonce un résultat qui ne s'accorderait pas entièrement avec celui auquel je suis arrivé. La haute industrie, le haut commerce à Paris servent mieux la santé publique que la richesse improductive. Toutefois, ajoute-t-il, je n'ose rien affirmer à cet égard.

Nous voici maintenant parvenu au moment de faire une remarque importante. Nous avons vu plus haut que la mortalité à domicile est bien moins forte dans les quartiers où l'on compte le plus d'habitants qui vivent de leurs revenus, et où il y a le plus de commerce et de négoce, que dans les autres. Cependant, comme on pourrait élever des doutes sur la richessse relative de ces quartiers, je m'empresse de dire que j'ai suivi, dans les tables de recensement, la position de chaque habitant, et que de cette analyse ainsi que d'autres renseignements qui approchent de la plus grande exactitude, ressortent les données comparatives que j'ai établies.

Le fait sur lequel j'appelle l'attention, parce que jusqu'ici il a passé inaperçu, ou du moins parce qu'aucune recherche n'a été entreprise dans cette direction, c'est qu'à Tours, le rapport du nombre des enfants à la population, représente, d'une manière très sensible, l'aisance relative d'une rue, d'un quartier, d'un arrondissement. La preuve de ce que j'avance se trouve dans la répartition suivante :

1° Rues habitées par une population peu aisée. (Ouvriers et journaliers) :

Villeperdue, Saint-Nicolas, Belles-Femmes, Grosse-Tour, Huit-Pies, Egoût-des-Tanneurs, Anges, Carroi-des-Tanneurs, Ballan, Vacherie, Port-Bretagne, Haies, Saint-Lidoire, Petit-Saint-Martin, Lariche, Saint-Pierre-des-Corps, Petit-Faucheux, Chicane, Puits, Cognées.

Nombre d'habitants, 4,266; nombre d'enfants, 1,579.

Rapport du nombre des enfants à la population : 1 enfant sur 2, 7 habitants.

2° Rues habitées par une population aisée. (Commerçants, fabricants, industriels.)

Rues Royale, du Commerce, Baleschoux, Jérusalem, Place du Marché, Boule-Peinte, du Change, Boucassin, Constantine, Galère, Rôtisserie, Récollets, Intendance, Saint-Martin.

Nombre d'habitants, 3,985; nombre d'enfants, 1,093.

Rapport du nombre des enfants à la population : 1 enfant sur 3, 6 habitants.

3° Rues habitées par la population la plus aisée. (Bourgeoisie, grands propriétaires, fonctionnaires.)

Rues de l'Archevêché, des fossés Saint-Georges, Mail Béranger, de la Grandière, de Buffon, Origet, Nicolas Simon, Mail Heurteloup, Place du Palais de Justice, Boucicaut, Scellerie, Lucé, Etienne Pallu, de la Guerche, de la Chèvre, Rapin, Rabelais, Néricault-Destouches,

Descartes, Sully, place Saint-Venant, du Chardonnet, place du Chardonnet.

Nombre d'habitants, 2,749 ; nombre d'enfants, 671.

Rapport du nombre des enfants à la population, 1 enfant sur 4 habitants.

D'où il suit que le nombre relatif des enfants diminue au fur et à mesure que les conditions d'aisance se développent. Les ouvriers, les journaliers, les indigents comptent 1 enfant sur 2, 7 individus ; les marchands, les commerçants, les fabricants, 1 sur 5, 6 individus ; les gens qui vivent de leurs seuls revenus, les fonctionnaires d'un certain ordre, en un mot, les riches, 1 sur 4 individus.

Des faits qui précèdent et qui tous se confirment, se prouvent les uns par les autres, on est conduit à ces conclusions :

1° L'éloignement ou le voisinage de la Loire n'a pas sur la mortalité dans Tours une influence très-marquée, toutefois l'habitation le long du cours du fleuve doit être considérée comme une circonstance défavorable.

2° L'élévation ou l'abaissement du sol n'apporte aucune différence sensible dans la proportion des décès à domicile.

5° L'exposition des rues, dirigées de l'est à l'ouest, est en général, plus salubre que celle dont la direction est du sud au nord.

4° La moyenne proportionnelle des décès à domicile est plus élevée dans les maisons où se trouve aggloméré un plus grand nombre d'individus.

5° Le rapport de la mortalité avec la surface occupée par les bâtiments, les rues, places, jardins et autres terrains, est en raison inverse du développement de celle-ci.

6 La mortalité annuelle à domicile est bien moins forte dans les sections où l'on compte le plus d'habitants vivant de leurs revenus, et où il y a le plus de patentés, que dans celles où il y en a le moins.

7° La richesse qui produit, (commerce, industrie) a une influence moins heureuse sur la durée de la vie, que la richesse qui ne produit rien. (gens qui vivent de leurs seuls revenus.)

8° L'ordre suivant lequel le nombre des enfants décroît a pour corollaire l'aisance relative des habitants. Ainsi, moins la condition de fortune est grande, plus le nombre des enfants augmente.

9° En résumé, dans l'état actuel des choses, la richesse, l'aisance, la misère sont, pour les habitants des divers quartiers de Tours, par les conditions dans lesquelles elles les placent, les causes principales des différences que l'on remarque dans la mortalité à domicile.

§ VIII.

RÉSUMÉ GÉNÉRAL.

. Ici, se terminera la tâche que j'ai entreprise. J'aurais pu l'étendre beaucoup encore, la rendre plus fructueuse et plus complète, si les sources auxquelles j'ai puisé avec tant de peines et de soins, eussent été plus riches de documents. Cette insuffisance de matériaux ne m'a pas permis d'entrer dans les infinis détails qui se rattachent aux divers points que j'ai successivement abordés. Ainsi, toutes les fois que les résultats moyens de mes observations étaient représentés par des quantités trop faibles pour faire admettre comme vraies les tendances qu'ils indiquaient, je me suis fait un devoir de les rejeter.

La méthode statistique demande un grand nombre de faits analogues ou du même ordre, bien catégorisés, bien comptés, afin de les comparer à ceux d'un autre ordre, d'établir les rapports que ceux-là ont avec ceux-ci, etc. Sans cette condition, ses données sont vagues, ses applications incertaines. Or, si j'avais attribué à des faits peu nombreux, souvent même exceptionnels, une existence réelle, j'aurais introduit une cause de perturbation qui eût singulièrement modifié le degré de confiance que mérite l'ensemble des résultats obtenus.

J'ai donc tout lieu d'espérer que ce travail, œuvre de trois années de patientes et laborieuses investigations, suffira pour donner une idée exacte des diverses phases que la population de Tours a parcourues, depuis l'époque où elle a commencé à fournir des renseignements numériques, susceptibles de se prêter au calcul. Soit qu'il confirme, par des observations nouvelles, certaines lois physiologiques et sociales déjà mises en évidence, soit qu'il appelle l'attention sur celles qui n'ont pas encore été démontrées ou aperçues, s'il contribue à mieux faire connaître l'influence des causes qui modifient les éléments sociaux, en un mot, s'il conduit à des applications utiles, le but que je me suis proposé sera atteint.

Que, s'il se rencontre quelques antagonistes qui contestent ou dénigrent la valeur de ces recherches, parce que, dans des ouvrages de la nature de celui-ci, les auteurs ont parfois négligé de remplir les conditions sans lesquelles la statistique cesse d'être un instrument de précision, je me bornerai à leur rappeler cette vieille sentence : « Rien n'est si bon que quelque abus n'ensuive. »

Quant aux adversaires de toute vue qui paraît nouvelle, gens médiocres dont la pensée s'irrite à chaque
tentative de l'esprit de progrès, ils ne manqueront pas
d'opposer que les faits étant variables, les résultats qui
en découlent doivent être variables comme eux; et, par
conséquent, sans application utile à la connaissance de
l'homme. Ceux-là n'ont pas réfléchi, sans doute, qu'il
existe, au moral comme au physique, un ordre général
fixe auquel sont soumis les faits particuliers, de telle
sorte que les résultats généraux, si variables pour les
individus, sont constants pour les masses. C'est, comme
le disait Esquirol, la Providence gouvernant le monde,
laissant à chacun son libre arbitre, et faisant concourir
même la liberté des individus à l'accomplissement de
ses lois immuables.

Il serait trop long de résumer ici tout ce que j'ai dit
de la population de Tours, de son mouvement annuel et
successif, de la proportion de ses naissances, de la force
productive de ses mariages, de sa mortalité et de la durée
de sa vie, pendant cette longue suite d'années comprises
entre 1632 et 1847.

La conclusion générale des faits numériquement exprimés, peut se formuler ainsi :

A chaque époque successive, il y a eu diminution de
la proportion des décès comparée à la population ;

Diminution correspondante de la proportion des naissances ;

Augmentation de la proportion des mariages et diminution de leur force productive ;

Diminution progressive de la population depuis les
premières années du xviiie siècle jusqu'à 1814, époque
de réparation, où commence le mouvement de son déve-

loppement normal, où une aisance mieux répartie assure une santé plus vigoureuse, une vie plus longue, mais où l'on compte proportionnellement plus d'enfants naturels, plus de suicides et plus de décès à l'hospice (1).

Nous répétons, en terminant, ce que nous avons déjà dit : l'insuffisance des sources auxquelles nous avons puisé ne nous a pas permis de rendre l'exécution de ce travail plus complète.

Nous regrettons sincèrement cette absence de documents, ils eussent donné à cet écrit, une importance plus grande, plus digne de l'intérêt des savants, des administrateurs et des gens du monde.

---

(1) Sur 2,672 décès, j'ai compté 851 décès à l'hospice ; ainsi, il meurt un individu de tout sexe sur 3, à l'hospice de Tours. La mortalité des hommes est à celle des femmes :: 2,9 : 2,7. Je ne comprends pas, dans ce nombre, les décès de l'hôpital Saint-Gatien et de la maison hospitalière des Dames Blanches.

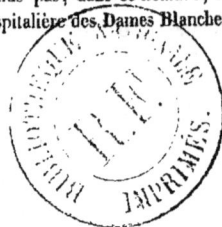

FIN.

Tours, Imp. LADEVÈZE.

TABLE DES MATIÈRES.

PREMIÈRE PARTIE.

HYGIÈNE.

DEUXIÈME PARTIE.

STATISTIQUE.

Section première.

Mouvement général de la population de Tours, de 1631 à 1847.

` *Section deuxième.*

Des naissances, des mariages et des décès de la population de Tours, de 1793 à 1827.

GÉNÉRALITÉS.

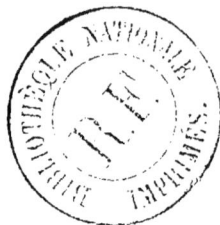

www.ingramcontent.com/pod-product-compliance
Lightning Source LLC
Chambersburg PA
CBHW060427200326
41518CB00009B/1519